W0462781

Hippokrates

Die Autoren:

Prof. h. c. (China Medical College, Taichung, Taiwan, Republic of China)
Dr. med. Claus C. Schnorrenberger,

Lifu International College of Chinese Medicine,
Karl-Jaspers-Allee 8, CH-4020 Basel
und Deutsches Forschungsinstitut für Chinesische Medizin,
Silberbachstraße 10, D-79100 Freiburg i. Br.
[Anatomie, klinische Dokumentation, Rezepturen und Arzneimittelgruppen]

Beate Schnorrenberger,

Heilpraktikerin und staatlich geprüfte Lebensmittelchemikerin,
Südendstraße 9, D-12169 Berlin
[Chinesische Diätetik und Lebensmittelgruppen]

Claus C. Schnorrenberger • Beate Schnorrenberger

Taschenatlas der Zungendiagnostik

Mit Therapiehinweisen zu Akupunktur, Rezeptur und Diätetik

Hippokrates Verlag · Stuttgart

Die Deutsche Bibliothek – CIP-Einheitsaufnahme

Ein Titeldatensatz für diese Publikation ist bei
Der Deutschen Bibliothek erhältlich

Anschrift der Verfasser:
Dr. med. Claus C. Schnorrenberger
Deutsches Forschungsinstitut
für Chinesische Medizin
Silberbachstraße 10
D-79100 Freiburg i. Br.

Beate Schnorrenberger
Südendstraße 9
12169 Berlin

Wichtiger Hinweis
Wie jede Wissenschaft ist die Medizin ständigen Entwicklungen unterworfen. Forschung und klinische Erfahrung erweitern unsere Erkenntnisse, insbesondere was Behandlung und medikamentöse Therapie anbelangt. Soweit in diesem Werk eine Dosierung oder eine Applikation erwähnt wird, darf der Leser zwar darauf vertrauen, dass Autoren, Herausgeber und Verlag große Sorgfalt darauf verwandt haben, dass diese Angabe dem Wissensstand bei Fertigstellung des Werkes entspricht.
Für Angaben über Dosierungsanweisungen und Applikationsformen kann vom Verlag jedoch keine Gewähr übernommen werden. Jeder Benutzer ist angehalten, durch sorgfältige Prüfung und gegebenenfalls nach Konsultation eines Spezialisten festzustellen, ob die dort gegebene Empfehlung für Dosierungen oder die Beachtung von Kontraindikationen gegenüber der Angabe in diesem Buch abweicht. Eine solche Prüfung ist besonders wichtig bei selten verwendeten Präparaten oder solchen, die neu auf den Markt gebracht worden sind. Jede Dosierung oder Applikation erfolgt auf eigene Gefahr des Benutzers. Autoren und Verlag appellieren an jeden Benutzer, ihm etwa auffallende Ungenauigkeiten dem Verlag mitzuteilen. Geschützte Warennamen (Warenzeichen) werden nicht besonders kenntlich gemacht. Aus dem Fehlen eines solchen Hinweises kann also nicht geschlossen werden, dass es sich um einen freien Warennamen handelt.

ISBN 3-830-45236-5

Unsere Hompage: http://www.hippokrates.de

Printed in Germany 2002
Satz und Repro: Fotosatz Sauter GmbH, Donzdorf
Druck: Rondo-Druck GmbH, Ebersbach

Inhalt

Klinisch-therapeutischer Teil

■ erkennen & behandeln

Anhang

Vorwort

Das zuverlässige Erlernen der chinesischen Medizin erscheint heute schwieriger denn je zuvor. Schulen haben sich dazu im Westen aufgetan, deren holprige Begrifflichkeit kaum noch eine Identität mit dem Denken und den Vorstellungen der originalen Schöpfer der fernöstlichen Heilkunde erkennen lassen. Man redet da bedenkenlos von »T.C.M.«, von »Energie«, von »Meridianen«, von »Konzeptionsgefäß« bei Frau wie Mann (obwohl Männer in China wie im Westen bisher nie konzipiert haben), ohne die eigentliche Bedeutung der ursprünglichen Schriftzeichen auch nur zu ahnen. Mancher ehrgeizige Protagonist übersetzte gar die Bilder der chinesischen Ideogramme forsch ins Küchenlatein, offenbar in der Hoffnung, so wenigstens einen Schimmer von »Wissenschaftlichkeit« für seine eigene Version der Medizin Chinas zu erhaschen. Nun ist aber Wissenschaft »das Ganze eines Begründungszusammenhangs, in welchem die Gegenstände der Wissenschaft im Hinblick auf ihren Grund vorgestellt, d.h. begriffen werden« (Gottlob Frege nach M. Heidegger). Es gilt demnach, den **Grund** der chinesischen Heilkunde zu erblicken, d.h. ihn mit den Augen wahrzunehmen. Es ist erforderlich, den Denkhorizont der fernöstlichen Medizin zu enthüllen, ihn für den Westen in abendländischer Begrifflichkeit verständlich zu machen, was schwierig ist. Es gilt vor allem, ein neues Verständnis für den Menschen und für die Natur, aus der der Mensch stammt, zu gewinnen. Die Erste Europäische Hochschule für Chinesische Medizin, das in Basel, Schweiz, angesiedelte Lifu International College of Chinese Medicine, 1998 gegründet durch den hundertjährigen Bewahrer und Retter der chinesischen Medizin im letzten Jahrhundert, den chinesischen Gelehrten und Kulturpolitiker, Dr. Chen Lifu, hat sich dieses zur Aufgabe gesetzt.

»Eure Augen sollen Eure Professores sein!« sagte einst Theophrastus Bombastus von Hohenheim, genannt Paracelsus, Stadtarzt zu Basel, zu seinen Studenten. Doch können die Augen nur dann richtig sehen, wenn zuvor der Grund erkannt ist und die Zusammenhänge richtig enthüllt wurden. Deshalb meinte J.W. Goethe: »Das Schwierigste ist, zu erkennen, was vor den Augen Dir liegt.« So mancher Schulmediziner schaut gelegentlich seinem Patienten in den Mund. Doch was sieht er da? Nichts besonderes, weil ihm das Verständnis für den Grund des Menschen und der Natur im Sinne der fernöstlichen Heilkunde fehlt und er keinen Begründungszusammenhang, geschweige denn *das Ganze* zu denken und zu verstehen vermag. Das Verständnis des Ganzen, d.h. auch des ganzen Menschen, erschließt sich erst aus dem Verstehen der Dimension der Zeit, hier: der Lebenszeit des Patienten.

Alles ist in Bewegung in der Zeit; die Zeit fließt ständig, der Patient bewegt sich in ihr und seine Zunge (wie auch sein Puls) reflektiert das. Chinesische Medizin ist *Medizin der Zeitabläufe*, der dafür vorgegebene Horizont ist *Yin – Yang* als Wechsel von Nacht und Tag. Diese grundlegende Einheit der Medizin Chinas entstammt dem Buch der Wandlungen *(I-Ging)*. Daran orientiert sich alles Weitere in der Heilkunde Chinas: jedes Krankheitsverständnis, jede Diagnose und Therapie. Und die menschliche Zunge reflektiert diesen Zeithorizont höchst lebendig und zuverlässig.

Übrigens: Westliche Schulmedizin ist methodisch der chinesischen Vorgehensweise entgegengesetzt. Hier geht es vor allem um Feststellungen, objektivierte Dokumentationen, gesammelte Daten und Akten, über die der Fluss der Zeit hinwegläuft und sie quasi invalidiert sobald sie erhoben sind. Durch diese ihre feststellende Methodik versucht die Schulmedizin den Fluss der Zeit künstlich anzuhalten, was prinzipiell unmöglich ist. Allerdings vermögen sich westliche und chinesische Medizin auf den verschiedenen Ebenen wohl zu ergänzen.

Der Benutzer des vorliegenden Buches mag nun kritisieren, dass auch die hier veröffentlichten Zungenbilder bloß Feststellungen seien, die den Zeitfluss künstlich anhielten. Das wäre ein sehr guter Einwand, zeigte er doch, dass das oben geschilderte neue Zeitverständnis in der Medizin beim Leser bereits Früchte trüge.

In der Tat verändert sich die Zunge beständig. Jede kleine Veränderung im Körperinneren wie in der Umwelt spiegelt sich an ihr. (Der Leser sei an dieser Stelle ermutigt, sich seine eigene Zunge täglich mehrmals genau zu betrachten. Stets wird sie der Spiegel anders reflektieren, und immer zeigt sie seinen eigenen gegenwärtigen Fließzustand, sein *Bian-Zheng*, d. h. sein immer wechselndes, unterschiedliches Syndrom an.) Danach wird die passende Therapie mit chinesischer Medizin ausgerichtet. Letztere ändert sich logischerweise auch fortlaufend, so dass es sinnlos ist, dem Kranken nach irgendwelchen »festen« Diagnose-»Mustern« stereotype Rezepturen oder Nadelkombinationen zu verpassen. Das wäre keine chinesische Heilkunde. Die großen klassischen Rezepturwerke (*Shang-Han-Lun, Jin-Gui Yao-Lüe,* Tausend Goldene Rezepte usw.) enthalten zwar *Anregungen* zum kreativen Rezeptieren des behandelnden Arztes, genau so sind sie vor fast 2000 Jahren entstanden. Ihre Rezepturen aber stumpfsinnig abzuschreiben und einem Patienten überzustülpen ist ebenso unsachgemäß wie das Behandeln bloß vordergründiger Diagnosen anstelle von lebendigen Menschen. Leider wird diese Praxis in West und Ost oft geübt.

Vor jeder Therapie mit chinesischer Medizin hat somit die Zungen- und Pulsdiagnose zu stehen, andernfalls ist die folgende Behandlung eben keine chinesische Heilkunde sondern bloße Vorspiegelung falscher Tatsachen.

Es sei erwähnt, dass dieser Atlas, insbesondere seine Abbildungen, aus dem 1990 erschienenen Dokumentarfilm »Zungendiagnose – Zentrum der Chinesischen Medizin« hervorgegangen ist.

Berlin, Basel und Freiburg i. Br. — Die Verfasser
im Dezember 2001

Einführung in das Buch

- Kapitel 2 repetiert die wichtigsten anatomischen und physiologischen Bezüge der Zunge.
- Im Kapitel 4 »Systematik« wird die Thematik eingehend anhand von über 50 Zungenbildern studiert und erläutert.
- Im praktisch-therapeutischen Kapitel 5 werden die typischen Veränderungen des Zungenkörpers und Zungenbelages mit den verschiedenen therapeutischen Ansätzen (Akupunktur, Rezeptur, Diätetik) verbunden.
- Das Kapitel 6 bringt dann typische Zungenveränderungen bei bestimmten Syndromen.
- Die Verlaufsbeurteilung anhand der Zunge wird im Kapitel 7 vorgestellt.
- Kapitel 8 enthält die Zungenbilder von 14 Patienten, abgestempelt mit der stereotypen westlichen Diagnose »Kopfschmerzen«, wobei jeder Patient seine individuelle chinesische Diagnose aufweist, die unterschiedliche Behandlung erfordert.
- Moderne Forschungen zur Zungendiagnostik enthält Kapitel 9.
- Das Kapitel 10 bringt eine knappe Zusammenfassung mit Ausblick anhand des Zungenfotos von Albert Einstein. Im Anhang befinden sich aufgelistet die verschiedenen Lebensmittelgruppen nach den 5 Elementen sowie die 21 Gruppen der chinesischen Medikamente nebst einem alphabetischen Verzeichnis der letzteren.

Alle Elemente der Lehre der chinesischen Medizin lassen sich an der Zunge ablesen:

Yin – Yang **Kälte – Wärme** **Inneres – Oberfläche** **Leere – Fülle**	**Die acht Leitprinzipien**
Essenz (Jing) **Qi** **Blut (Xue)** **Körpersäfte (Jin-Ye)** **»Shen«**	**Die Grund-Phänomene**
Wind, Kälte, Nässe, Hitze, Trockenheit, Feuer	**Die äußeren und inneren pathogenen Einflüsse**
Leber, Herz, Milz, Lunge, Niere, Gallenblase, Dünndarm, Magen, Dickdarm, Blase	**Die in den Drei Erwärmen zusammengefassten inneren Organe**

Ferner spezifische pathologische Störungen nach der chinesischen Medizin wie Blut-Stauungen (Xue-Yu), Schleim-Ansammlungen (Tan-Yin) u. a.

1 Einleitung

Dokumentatorische und klinische Voraussetzungen

Mehr als 25 Jahre fotografische und klinisch-medizinische Behandlungs-, Sammel- und Forschungstätigkeit am Deutschen Forschungsinstitut für Chinesische Medizin in Freiburg waren die Voraussetzung für dieses Werk. Die ersten Aufnahmen von Patienten-Zungen stammen aus den Jahren 1974–1976. Alle weiteren hier veröffentlichten Aufnahmen machte ebenfalls der ärztliche Verfasser in China und im Westen in den folgenden Jahren an Patienten seiner eigenen Praxis. Die diätetischen Empfehlungen wurden von der Koautorin anhand langjähriger eigener Therapie-Erfahrungen speziell für den vorliegenden Atlas verfasst.

Was ist und was bedeutet die Zunge?

Die Zunge (lat. *lingua*, engl. *tongue*, franz. *langue*) ist ein zentrales Organ des menschlichen Organismus und der Kultur. Unsere Sprache und damit unsere gesamte wortbezogene Begrifflichkeit stammt letztlich von der Zunge. Die Zunge ist aber auch ein **diagnostisches Zentrum** für den richtig und umfassend geschulten Arzt. Denn es gibt nicht zwei völlig identische Zungen. Die perfekte Zungendiagnose ist von daher gesehen eine entscheidend wichtige Ergänzung jeder reduktionistischen westlichen Diagnose für das individuelle Krankheitsverständnis. Außer der Zungendiagnose ziehen wir in der chinesischen Medizin das Betrachten des gesamten Patienten (*Wang*), das Hören und Riechen (*Wén*), die Anamnese (*Wèn*) und das Betasten (*Qie*) einschließlich der Pulsdiagnostik heran. Unser Ziel ist das Herausarbeiten einer differenzierenden individuellen Syndromanalyse nach der wir unsere Therapie mit Akupunktur, Massage, Moxibustion oder Rezepturen ausrichten. Die orthodoxe westliche Diagnostik dient der objektivierenden Präzisierung der Befunde. Chinesische Medizin allein nach westlichen Diagnosen betreiben zu wollen, wäre Vorspiegelung falscher Tatsachen. Gerade die Zungendiagnose vermag diese im Westen häufig praktizierte Täuschung als Verschleierung der chinesischen Medizin zu entlarven.

Grundlagen

Anatomie und Physiologie
repetieren & memorieren

Medizinische Propädeutik
in Text und Bild

▶ Kapitel 2 und 3

2 Geschichte und wissenschaftliche Grundlagen

2.1 Historische Aspekte

Das diagnostische Betrachten und Bewerten der Zunge wird in der chinesischen Medizin die **Zungendiagnose** (chinesisch: *She-Zhen*) genannt. Die Zungendiagnostik ist ein wesentlicher Teil der Diagnose durch Betrachten des Patienten *(Wang).* Sie stützt sich auf Erfahrungen, die die traditionelle chinesische Heilkunde im Laufe der Jahrhunderte bzw. Jahrtausende gemacht hat und hat eine entsprechend lange Geschichte. Dazu einige Beispiele: Bereits im Buch *»Huang-Di Nei-Jing«*, dem medizinischen Klassiker des Gelben Kaisers aus der *Han*-Dynastie, und im Werk *»Jing-Gui Yao-Lüe«*, d.h. übersetzt »Der wichtigste Inhalt des goldenen Schreines«, aus der *Tang*-Dynastie wird über die Zunge, vor allem die trockene und die gelbe Zunge beim Patienten referiert. Seit dieser Zeit wurden in China zusätzliche Erfahrungen gesammelt, und es wurde schließlich eine Systematik der Zungendiagnostik entwickelt. Dabei geht die chinesische Medizin von der ärztlichen Erfahrung aus, dass die Zunge den Zustand des **gesamten** Organismus und seiner Erkrankungen widerspiegelt. Dazu muss der Arzt die Zusammenhänge zwischen Organismus und Zunge kennen und verstehen lernen.

2.2 Zusammenhänge mit der chinesischen Meridian- und Organlehre*

Bereits im frühen China war man der Ansicht, dass der **Herz-Meridian** mit der Zunge in Verbindung steht. Insofern gab die Zunge wichtige diagnostische Hinweise auf den Zustand des Herzens. Auch der Milz-Meridian hängt nach der chinesischen Medizin mit der Zunge zusammen. Er verbreitet sich in seinem Verlauf unterhalb der Zunge, die deshalb auf den Zustand des Organs Milz hinweist. Ebenso endet der **Nieren-Meridian** unterhalb der Zunge, und der **Leber-Meridian** steht ebenfalls mit der Zunge in Verbindung (1–4) Somit hat die Zunge nach der chinesischen Meridian- und zugehörigen Organtheorie eine direkte Verbindung zum Herzen, zur Milz, zur Niere und zur Leber. Davon ausgehend kann die Zunge Leere oder Fülle, Kälte oder Hitze der genannten Speicherorgane sowie der übrigen Speicher- und Hohlorgane anzeigen, ferner spiegelt sie den Zustand des zirkulierenden Blutes (chinesisch: *Qi-Xue*) sowie der Körpersäfte (chinesisch: *Jin-Ye*) wider. Auch den Schweregrad einer Erkrankung sowie die Art der spezifischen äußeren Störung vermag der kundige chinesische Mediziner an der Zunge abzulesen. Dies leuchtet auch dem westlichen Arzt ein, wenn er die anatomischen und physiologischen Beziehungen der Zunge kennt. Allerdings misst die moderne westliche Medizin der Zungendiagnose leider kaum Bedeutung zu, derartige ganzheitliche Beziehungen sind beim Schulmediziner in Vergessenheit geraten. Letzteres sollte sich mit dem vorliegenden Werk ändern, das insbesondere den **westlichen** Ärztekollegen gewidmet sei.

* Der aus der Geografie entlehnte Begriff »Meridian«, d.h. Mittagslinie an der Erdkugel, ist eigentlich eine unzutreffende Wiedergabe der Original-Schriftzeichen *Jing-Luo* bzw. *Jing-Mai*. Letztere bedeuten vielmehr die pulsierenden Adergeflechte des Organismus, die durch Pulstastung *(Mai-Xue)* erforscht werden. Dennoch behalten wir den Meridian-Begriff hier bei.

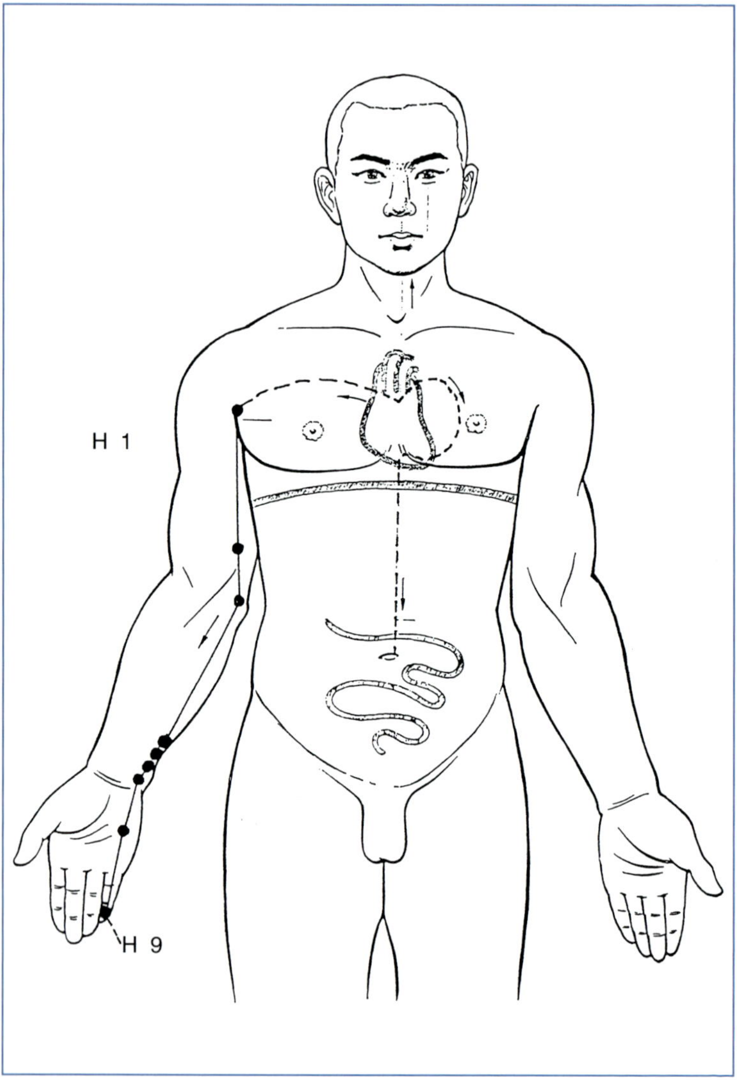

1: Herz-Meridian

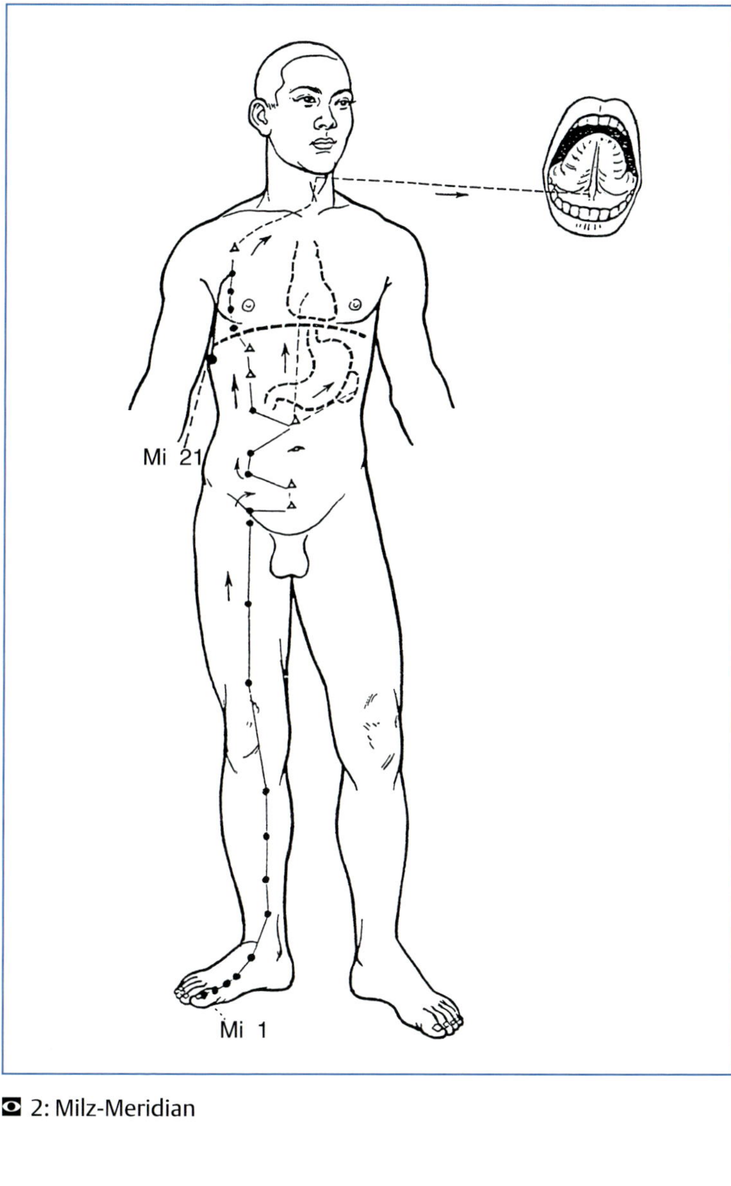

2: Milz-Meridian

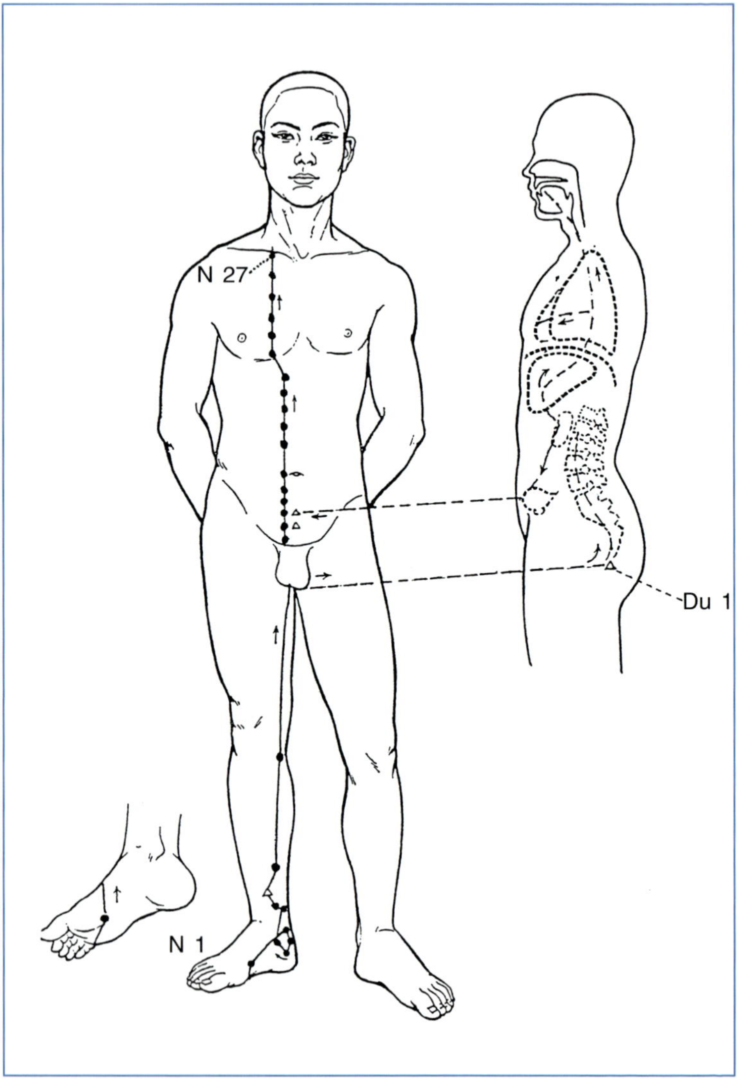

3: Nieren-Meridian

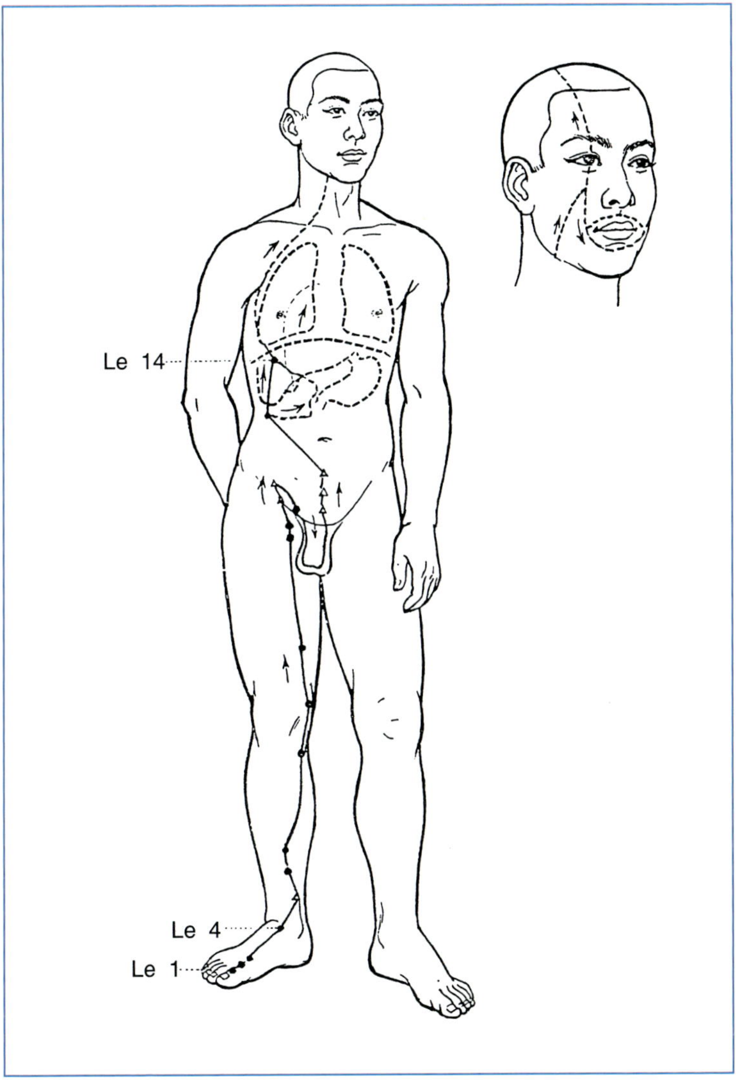

4: Leber-Meridian

2.3 Anatomische und physiologische Grundlagen*

Die moderne Zungendiagnose wird durch die Erkenntnisse der modernen Anatomie, Histologie und Physiologie untermauert und dadurch in ihrem Zusammenhang mit dem Organismus wissenschaftlich begründet. Es darf heute mit Nachdruck behauptet werden, dass ein Arzt oder Praktiker der Heilkunde ohne derartige moderne Erkenntnisse über die Anatomie der Zunge die Zungendiagnostik nicht mit der erforderlichen wissenschaftlichen Sicherheit ausführen kann. Hier kommt die weltweit geforderte präzise Untermauerung der traditionellen chinesischen Heilkunde durch Methoden der orthodoxen westlichen Medizin, der so genannten Schulmedizin, eindrucksvoll zum Ausdruck und zum Tragen. Die verschiedenen Methoden beider Medizinen müssen zu einer neuen medizinischen Logik im Sinne eines Neuen Paradigmas der Heilkunde verschmolzen werden.

2.3.1 Aufbau und Strukturen der Zunge

Die Zunge besteht aus dem Zungenkörper, der Zungenwurzel, dem Zungenrücken, der Zungenunterfläche, den seitlichen Zungenrändern und der Zungenspitze. Der Zungenrücken ist von der Zungenschleimhaut bedeckt, in welcher sich zahlreiche verschiedenartige Papillenarten als eigene Schleimhautformationen finden.

* vgl. auch
2.4 Zungenanatomie-Grundlagen im Bild, 👁 5 – 👁 15

2.3.2 Papillen der Zungenschleimhaut

Im Einzelnen unterscheiden wir die folgenden sechs Papillenarten:

1. Papillae filiformes → die fadenförmigen Papillen. Sie sitzen an der Zungenspitze und -mitte und sind fadenförmige Epithelerhebungen auf einem Bindegewebszapfen.

2. Papillae conicae → die konischen Papillen. Sie bilden eine Sonderform der fadenförmigen Papillen, sind etwas stärker und länger und zeigen konische, nach hinten abgebogene Spitzen.

3. Papillae fungiformes → die pilzförmigen Papillen. Sie sind oben nicht spitz sondern pilzförmig und mit einem kleinen Plateau versehen.

4. Papillae vallatae → die umwallten Papillen. Sie liegen am Zungengrund, und in der sie umgebenden Grabenwand sitzen Geschmacksknospen.

5. Papillae lentiformes → Es sind kurze linsenartige Papillen.

6. Die Papillae foliatae → Dies sind blattartige Schleimhautfalten am hinteren Zungenrand, die ebenfalls mit Geschmacksknospen besetzt sind.

2.3.3 Muskeln der Zunge

Morphologie der Zungenmuskulatur

Der Zungenkörper besteht aus acht Muskeln, die sich in vier äußere oder Skelett-Muskeln und vier innere oder Eigen-Muskeln unterteilen lassen. Die motorische Innervation aller acht Zungenmuskeln erfolgt über den Nervus hypoglossus (XII. Gehirnnerv).

Äußere oder Skelett-Muskeln der Zunge

1. Musculus genioglossus → Er entspringt an der Spina mentalis des Unterkiefers und setzt fächerförmig an der Zunge von ihrer Spitze bis zum Zungengrund an.
   ▷ Funktion: Er zieht die Zunge nach vorne d. h. zum Kinn hin. Seine vorderen Fasern biegen ferner die Zungenspitze abwärts.

2. Musculus hyoglossus → entspringt am Zungenbeinkörper, wie der Name sagt, und am großen Zungenbeinhorn. Sein Ansatz kommt von unten und er strahlt in die seitlichen Partien der Zunge ein, wobei er bis zur Schleimhaut vordringt.
   ▷ Funktion: Er zieht den Zungengrund nach hinten abwärts.

3. Musculus chondroglossus → Sein Ursprung ist am kleinen Zungenbeinhorn, und er setzt wie der M. hyoglossus von unten her kommend an den seitlichen Partien der Zunge an, und er dringt ebenfalls bis zur

		Schleimhaut vor. ▷ Funktion: Er zieht die Zunge nach hinten und unten.
4. Musculus styloglossus	→	Er entspringt am Processus styloideus, setzt von hinten oben kommend einstrahlend an der seitlichen Partie der Zunge an und durchflicht sich dabei mit dem Musculus hyoglossus. ▷ Funktion: Er zieht die Zunge nach hinten oben.

Innere oder Eigen-Muskeln der Zunge

5. Musculus longitudinalis superior	→	Es handelt sich um dicht unter der Schleimhaut gelegene Muskellängsbündel. Sie ziehen von der Spitze bis in die Gegend des Zungenbeins. ▷ Funktion: Formung der Zunge durch Verkürzung derselben.
6. Musculus longitudinalis inferior	→	Dies ist ein dicht unter der Zungenunterfläche gelegenes Längsfasersystem. Es zieht von der Basis der Zunge bis zur Zungenspitze. ▷ Funktion: Formung der Zunge durch Verkürzung derselben.
7. Musculus transversus linguae	→	Dies sind Muskelfasern, die zwischen den Längsfasersystemen gelegen sind und quer verlaufen. Sie kommen vom Septum linguae und ziehen in die Schleimhaut der Zungenseitenränder hinein.

		▷ Funktionen: Zusammen mit dem Musculus verticalis linguae verlängern sie die Zunge. Ferner verschmälern und runden sie die Zunge.
8. Musculus verticalis linguae	→	Es sind Muskelfasern, die vom Zungenrücken bis zur Unterfläche der Zunge vertikal verlaufen. ▷ Funktion: Abflachung der Zunge.

Wirkung der Zungenmuskeln

Die große Formbarkeit der Zunge wird ermöglicht durch die dreidimensionale Anordnung der Zungenmuskeln. Dabei geben vor allen die Binnenmuskeln der Zunge ihr eine sehr unterschiedliche Form. Die Längsmuskeln verkürzen die Zunge, die vertikalen Muskeln flachen sie ab, die quer laufenden verschmälern und runden sie. Die Skelettmuskeln der Zunge dienen in erster Linie der Lageveränderung, in zweiter Linie der Formung der Zunge. Der Musculus styloglossus und der Musculus hyoglossus ziehen die Zunge nach hinten. Ersterer führt sie gleichzeitig nach oben, letzterer zieht sie abwärts. Der Musculus genioglossus zieht den Zungengrund mit seinen hinteren Fasern nach vorn, mit seinen mittleren Fasern führt er den Zungenkörper vorwärts und abwärts, d.h. vom Gaumen weg. Die vorderen Fasern des Musculus genioglossus biegen die Zungenspitze nach unten. Durch das Zusammenwirken der verschiedenen Muskeln lässt sich die Zunge so formen und verlagern, dass mit der Zungenspitze ungefähr jeder Punkt der Mundhöhle erreicht werden kann. Darüber hinaus lässt sich die Zunge weit nach vorn herausstrecken. Hierbei arbeiten der M. genioglossus, der M. transversus linguae und der M. verticalis linguae zusammen. Der M. genioglossus zieht die Zunge nach vorn, die vertikalen und die quer verlaufenden Muskeln verlängern gleichzeitig die Zunge. Beim Kauen schiebt die Zunge die Nahrung auf die Kauflächen und unterstützt mechanisch das Einspeicheln sowie die Formung des Bissens. Sie treibt die zerkleinerte Nahrung wie ein Spritzenstempel durch die Schlundenge hinein in den Schlund. Die Zungenschleimhaut dient ferner als Geschmacksorgan (vgl. Abschn. 2.3.9, S. 17). Der Zunge kommt darüber hinaus für die Laut- und Tonbildung sowie die Artikulation unserer Sprache Bedeutung zu.

2.3.4 Weitere Zungenstrukturen

An weiteren Strukturen sind noch zu nennen:

1. Septum linguae
2. Aponeurosis linguae
3. Sulcus medianus linguae
4. Arteria profunda linguae
5. Vena profunda linguae
6. Sulcus terminalis linguae
7. Foramen caecum
8. Folliculi lingualis, die so genannten Zungenbälge. Es sind kuppenartige Vorwölbungen aus lymphatischen Gewebsballen, die insgesamt gemeinsam die Tonsilla lingualis bilden.

2.3.5 Arterielle Versorgung der Zunge

Die arterielle Versorgung erfolgt über die Arteria carotis externa, die äußere Kopfschlagader. Aus dieser Schlagader, der Arteria carotis externa, stammt die Arteria lingualis, die Zungenarterie. Sie entspringt in Höhe des großen Zungenbeinhorns, verschwindet unter dem Musculus hyoglossus und verläuft dann geschlängelt bis zur Zungenspitze.

2.3.6 Venen der Zunge

Der Venenabfluss aus der Zunge erfolgt über die Vena lingualis, welche sich in die Vena jugularis interna, die innere Drosselvene, entleert. So ist es zu erklären, dass eine Stauung im kleinen Kreislauf, dem Lungenkreislauf, zum Auftreten von verdickten Venen an den Zungenrändern und unterhalb der Zunge führen kann.

2.3.7 Lymphgefäße der Zunge

Folgende Lymphgefäße und Lymphknoten stehen mit der Zunge in Verbindung:

1. Nodi lymphatici submandibulares → Zwischen der Mandibula und der Glandula submandibularis gelegen.
2. Nodi lymphatici buccales → Sie liegen tief zwischen der Mandibula und dem M. buccinator. Ihr vorderer Teil versorgt die Zunge.
3. Nodi lymphatici submentales → Es sind zwei bis drei kleinere Knoten zwischen Kinn und Zungenbein.
4. Nodus lymphaticus jugulodigastricus → Er liegt in der Höhe des großen Zungenbeinhorns auf der Vena jugularis interna. Er ist einer der oberen tiefen Halslymphknoten.
5. Nodi lymphatici cervicales → die tiefen Halslymphknoten Sie liegen an der Vena jugularis interna.

2.3.8 Zungennerven

1. Als erster Zungennerv ist der **Nervus mandibularis** (N. trigeminus, V. Hirnnerv) zu nennen, aus dem der **Nervus lingualis**, der sensible Zungennerv, stammt.
2. Der zweite wichtige Zungennerv ist der **Nervus intermedius** (N. facialis, VII), der in Verbindung steht mit der **Chorda tympani**. Der Intermedius führt Geschmacksfasern für die vorderen zwei Drittel der Zunge. Die Chorda tympani bildet die Verbindung des Nervus intermedius zum **Nervus lingualis** (N. mandibularis, V 3).
3. Der **Nervus glossopharyngeus** (IX), **der Zungenschlundnerv** hat **Rami linguales** für die Schleimhaut des hinteren Drittels der Zunge. Dies sind sekretorische, sensible und sensorische Fasern, d. h. Geschmacksfasern.
4. Auch zum **Nervus vagus** (X) bestehen neurale Beziehungen und zwar sind dies die **Rami pharyngei,** die mit dem Nervus glossopharyngeus und dem Sympathikus den Plexus pharyngeus bilden. Von diesem zieht ein feiner Ast zur Zunge sowie zum sympathischen Geflecht der Arteria carotis externa.
5. Der motorische Nerv der Zunge ist der **Nervus hypoglossus** (XII). Seine motorischen Äste, die Rami linguales, innervieren die gesamte Muskulatur der Zunge.

2.3.9 Nervenverteilung und Geschmacksempfindung an der Zunge

Die Geschmacksnerven: Der **Nervus glossopharyngeus** versorgt die Papillae vallatae, die umwallten Papillen, und die Papillae foliatae.

Letztere sind die blattartigen Schleimhautfalten am hinteren Zungenrand. Der **Nervus intermedius** nimmt auf dem Wege von der Chorda tympani zum **Nervus lingualis** ebenfalls Einfluss auf den Geschmack bzw. die Geschmacksempfindung über die Papillae fungiformes, die pilzartigen Papillen. Der **Nervus vagus** versorgt einzelne Geschmacksknospen am Zungengrund im Pharynx, also im Schlund sowie am Kehlkopfeingang. Wichtig ist hier aus der Sicht

der chinesischen Medizin, dass bei der Geschmacksempfindung der saure Geschmack an den Zungenrändern aufgenommen wird, dort wo sich Leber und Gallenblase projizieren.
Die Geschmacksknospen sind in das geschichtete Plattenepithel der Papillae vallatae, der Papillae foliatae und der Papillae fungiformes eingebettet. An ihnen lassen sich histologisch Geschmackszellen mit Geschmacksstiften sowie Stützzellen unterscheiden. Die Geschmacksknospen münden an ihrer Oberfläche mit einem Geschmacksporus. An der Oberfläche der Geschmackszellen verbinden sich zahlreiche Nerven zu Synapsen. Bei Kindern und Jugendlichen sind die Geschmacksknospen zahlreich. Während des Lebens können sie, insbesondere bei bestimmten Krankheiten, atrophieren oder zugrunde gehen. Sie können sich aber auch wieder neu bilden, wobei der Reiz zur Neubildung jeweils von den Nerven ausgeht.
Die Geschmacksempfindung ist an die Geschmacksknospen gebunden. Die Lokalisation der verschiedenen Geschmacksempfindungen (süß, salzig, sauer, bitter) ist definiert. Gewisse Papillen vermitteln nur eine einzige, andere vermitteln dagegen mehrere verschiedene Geschmacksempfindungen. Vermutlich gibt es für die unterschiedlichen Geschmacksqualitäten verschiedene Nervenfasern.

2.3.10 Geschmacksleitung

I. Neuron

a) Papillae vallatae und foliatae → N. glossopharyngeus → Ganglion superius und inferius
b) Papillae fungiformes → N. lingualis → Chorda tympani → N. intermedius → Ganglion geniculi
c) Geschmacksknospen am Zungengrund und am Kehlkopfeingang → N. vagus → Ganglion superius und inferius.

In den genannten Ganglien liegen die Perikarya pseudounipolarer Zellen, deren zentraler Fortsatz jeweils mit dem entsprechenden Hirnnerven in den **Nucleus tractus solitarii** des Rautenhirns gelangt.

II. Neuron

Vom Nucleus tractus solitarii im Lemniscus medialis verläuft diese Leitungsbahn zum **Nucleus ventralis posteromedialis thalami.**

III. Neuron

Der Weg vom Thalamus bis zur Großhirnrinde ist bislang nicht genau bekannt.

Tast-, Schmerz- und Temperaturempfindungen laufen von den vorderen Zweidritteln der Zunge über den N. lingualis (N. mandibularis) zentralwärts. Vom hinteren Drittel der Zunge leiten der N. glossopharyngeus und der N. vagus diese genannten Empfindungen zentralwärts.

2.3.11 Speicheldrüsen der Zunge

1. Glandula sublingualis mit dem Ductus sublingualis major und den Ductus sublinguales minores
2. Glandula lingualis anterior
3. Glandula submandibularis mit dem Ductus submandibularis.

2.3.12 Regio sublingualis

Diese sehen wir bei hochgeschlagener Zungenspitze. Wir erkennen an ihr das Frenulum linguae und beiderseits davon eine warzenartige Erhebung, die Caruncula sublingualis. Auf ihr münden mit einer punktförmigen Öffnung der Ductus submandibularis sowie der Ductus sublingualis major. Von hier zieht jederseits auf dem Mundboden ein Wulst, die Plicae sublingualis, nach hinten. Unter diesem Wulst liegt die Unterzungendrüse, die Glandula sublingualis. Der hintere Teil dieser Drüse mündet mit zahlreichen kurzen Gängen, den Ductus sublinguales minores, neben der Zunge. Neben dem Frenulum linguae ist die Vena profunda lingua sichtbar. Sie kann bei einer Stauung im kleinen Kreislauf (nach der chinesischen Medizin Blutstauung, *Yu-Xue* genannt) verdickt und bläulich angeschwollen erscheinen.

2.3.13 Embryologische Entwicklung der Zunge

Die embryologische Entwicklung der Zunge erklärt ihre komplizierte Nervenversorgung. Der Schleimhautanteil der Zunge entsteht im Bereich des ersten bis vierten Kiemenbogens am Boden der Mundhöhle. Zuerst erscheint der unpaare mittlere Zungenwulst. Hinter ihm tritt das kleine Tuberculum thyroideum auf, dessen entodermales Epithel sich zur Schilddrüsenanlage einsenkt. Nach Abschnüren des Ductus thyreoglossus bleibt die Öffnung als Foramen caecum an der Zunge erhalten. Etwas später entwickeln sich auf dem ersten Kiemenbogen, dem Mandibularbogen, die paarigen seitlichen Zungenwülste. Sie vergrößern sich sehr stark und liefern zusammen mit dem relativ klein bleibenden mittleren Zungenwulst die vor der Linea terminalis gelegenen vorderen Zweidrittel der Zunge. Hinter dem Tuberculum thyreoideum liefern der zweite, dritte und vierte Kiemenbogen einen medialen Wulst, die Copula, aus der der Zungengrund entsteht. Das Material des ersten Bogens wird vom Nervus trigeminus, und zwar seinem Ast N. lingualis, das des zweiten Bogens, vom N. facialis und zwar hier von der Chorda tympani, das des dritten Bogens am Zungengrund vom N. glossopharyngeus und das des vierten Bogens vom N. vagus und hier vom N. laryngeus superior versorgt. Die Zungenmuskulatur entstammt nicht der Kiemenbogenmuskulatur sondern wandert aus den Okzipitalmyotomen mit ihrem motorischen Nerv, dem N. hypoglossus, in die Zungenanlage ein.

2.3.14 Funktioneller Synergismus sämtlicher Zungenstrukturen

Alle für die chinesische Medizin diagnostisch relevanten Veränderungen der Zunge, d.h. des Zungenkörpers, des Zungenbelags, der Zungenkonsistenz usw. beruhen auf den kombinierten Einflüssen

- der Zungenschleimhaut mit ihren Papillen,
- der Zungenmuskeln,
- der Zungennerven,
- der Zungenarterien und -venen,
- der Lymphgefäße der Zunge,
- der Speicheldrüsen der Zunge.

2.4 Zungenanatomie – Grundlagen im Bild (5–15)

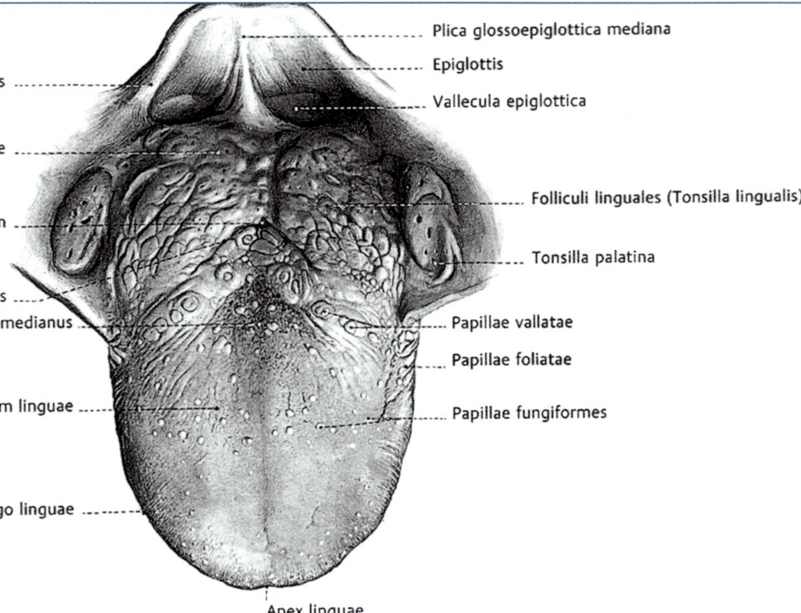

5: Aufbau und Strukturen des Zungenkörpers (Zungenrücken und Zungengrund) (siehe Seite 273)

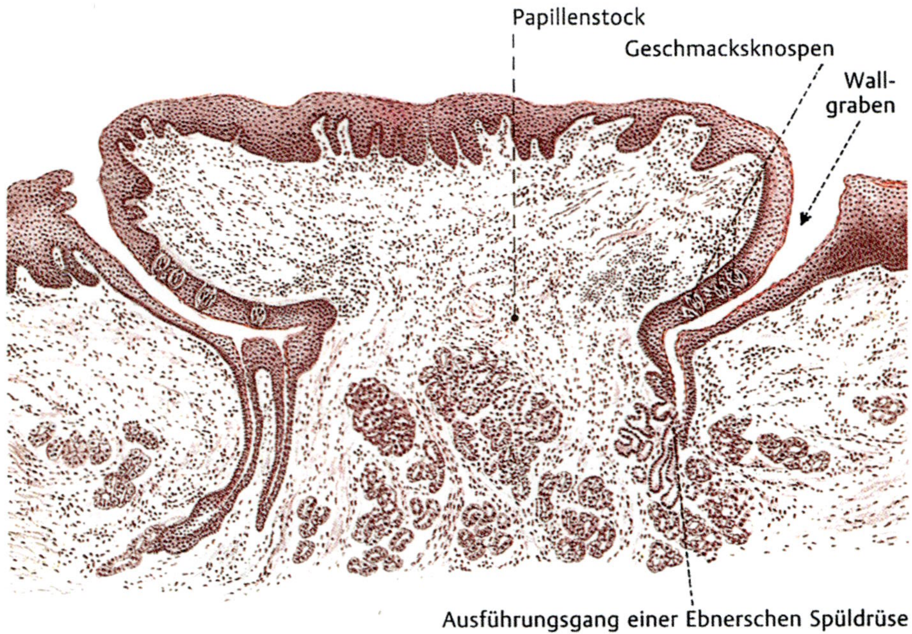

6: Papillen
Histologischer Schnitt durch eine Papilla vallata der Zunge (siehe Seite 273)

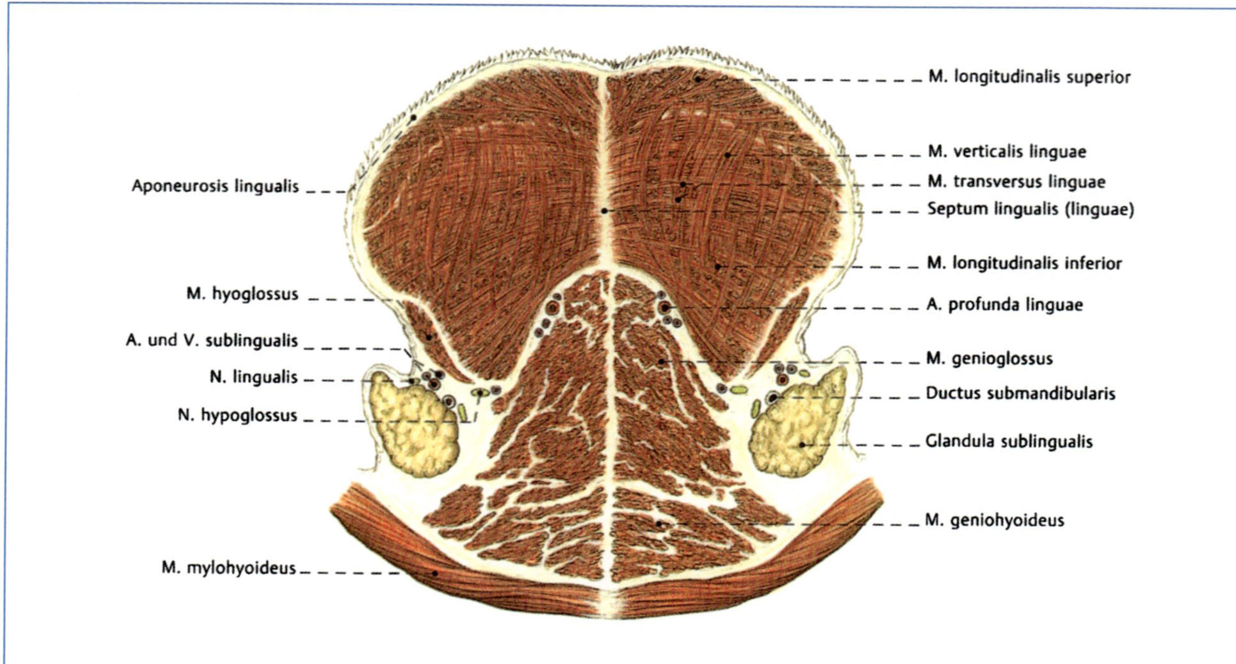

7: Binnenmuskeln der Zunge
Frontalschnitt durch die Zunge (Verlaufsrichtung der angeschnittenen Zungenbinnenmuskulatur) (siehe Seite 273)

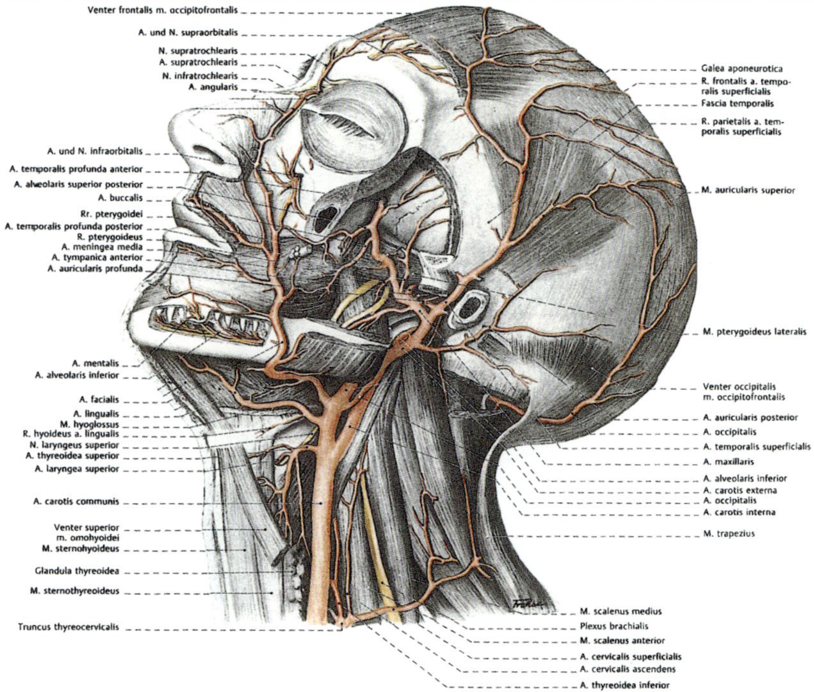

8: Arterien des Kopfes und des Halses (siehe Seite 273)

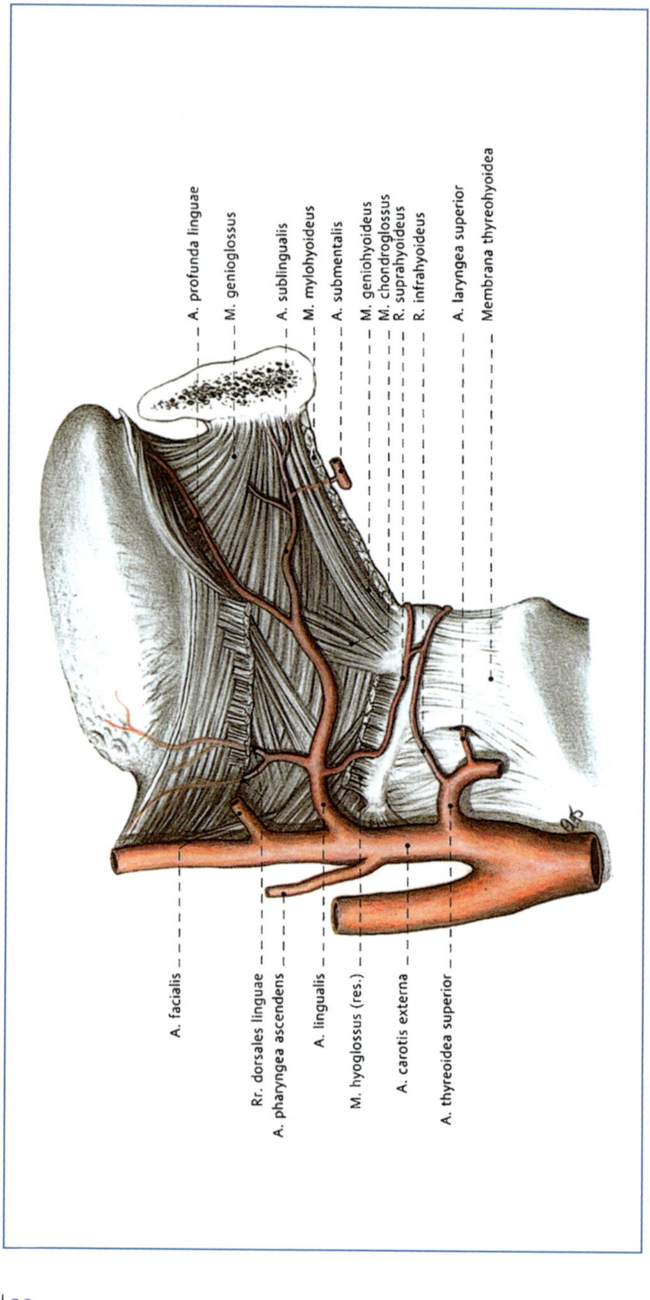

9: Arterien zur Versorgung der Zunge
(Anastomosen zwischen Aa. sublingualis und submentalis – aus der A. facialis – sowie zwischen Rr. suprahyoideus und infrahyoideus – aus der A. thyroidea superior – nach Feneis, v. Lanz u. Wachsmuth) (siehe Seite 273)

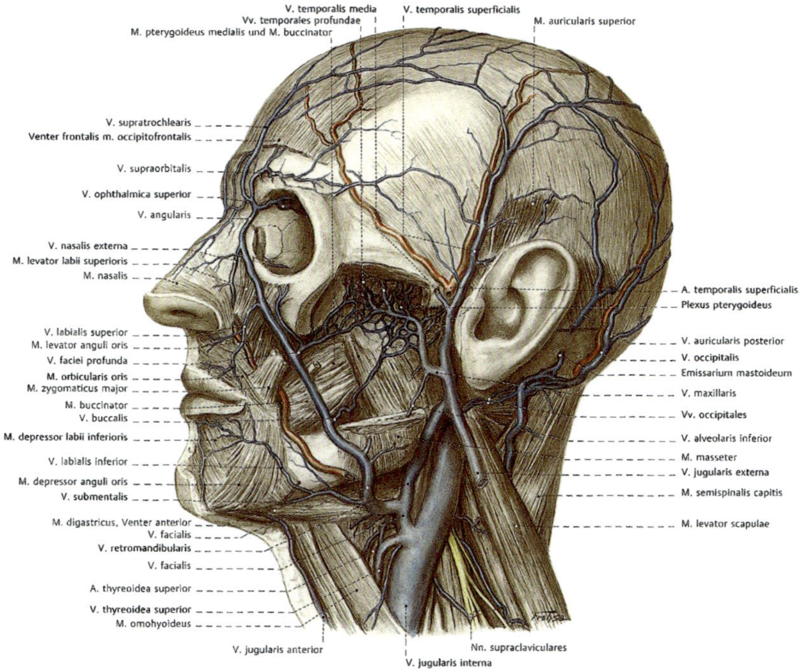

10: Venen des Kopfes (siehe Seite 273)

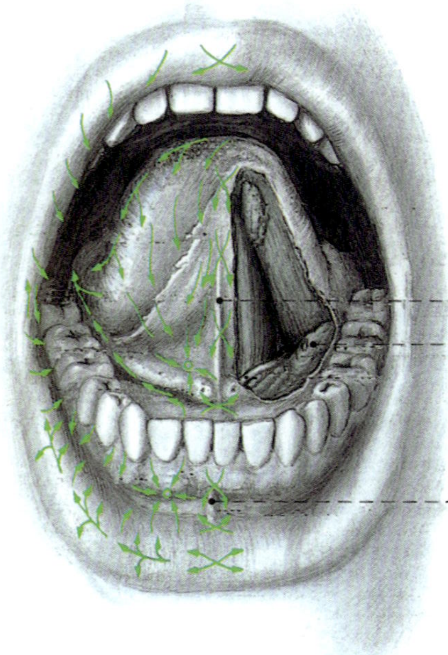

11a: Lymphgefäße
Lymphabfluss der Zungenunterfläche, des Mundbodens, des Zahnfleisches und der Lippen (nach Werner, 1993,1995) (siehe Seite 273)

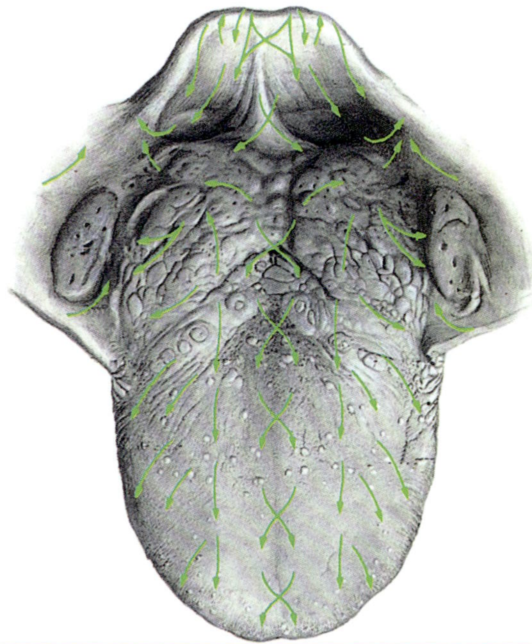

11b: Lymphgefäße
Lymphabfluss des Zungenrückens und der Zungenwurzel (Hauptverlaufsrichtung durch Pfeile markiert; nach Werner 1993, 1995) (siehe Seite 273)

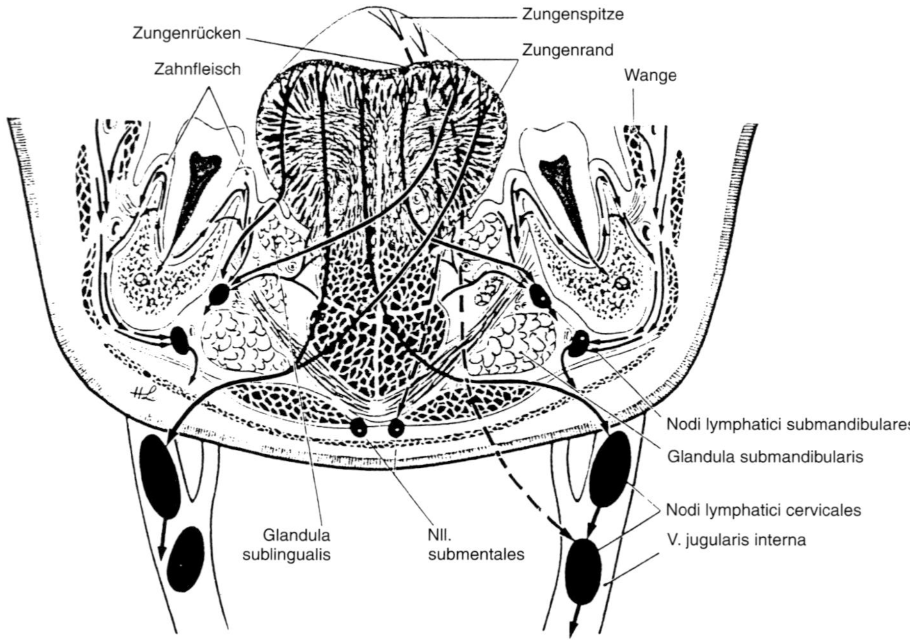

11c: Lymphbahnen und regionale Lymphknoten der Zunge, Unterzungenregion, Zähne, des Zahnfleisches und der Wange (Strömungsrichtung durch Pfeile markiert) (Frontalschnitt nach Rouviere) (siehe Seite 273)

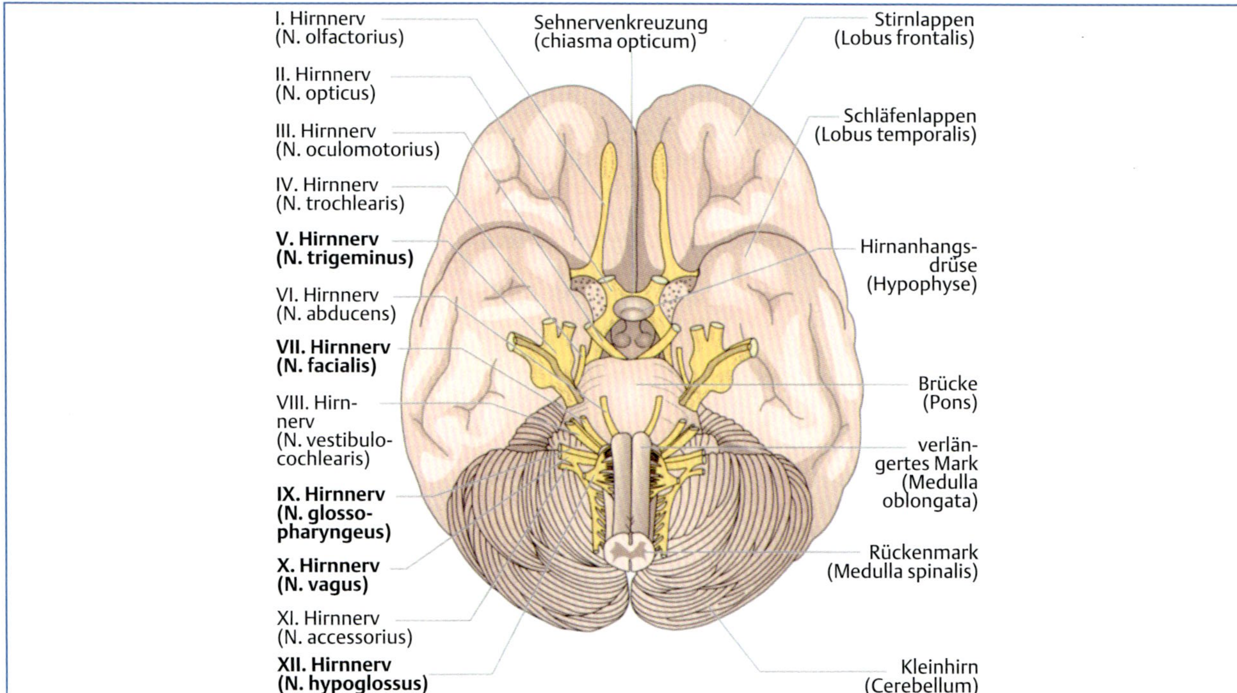

12: Hirnnerven (beachte für die Zungenphysiologie V, VII, IX, X, XII) (siehe Seite 273)

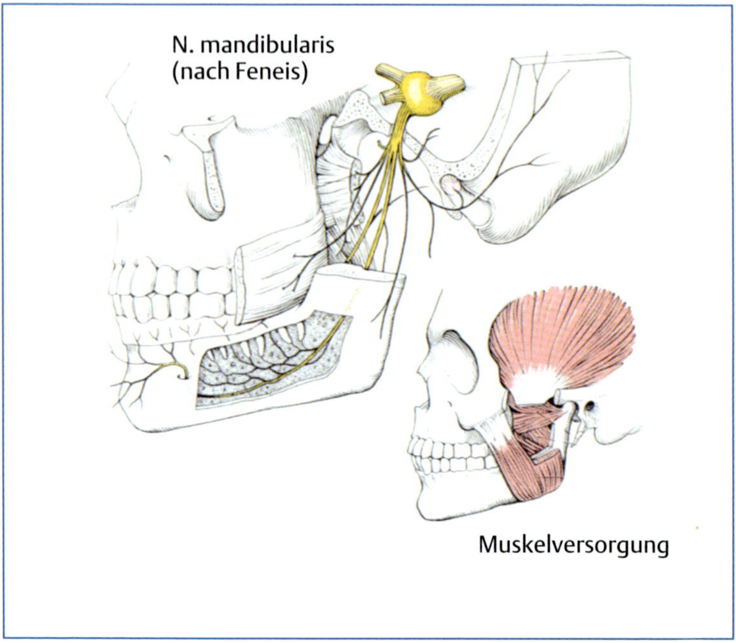

13a: Die wichtigsten Zungennerven: N. mandibularis (V, 3) (siehe Seite 273)

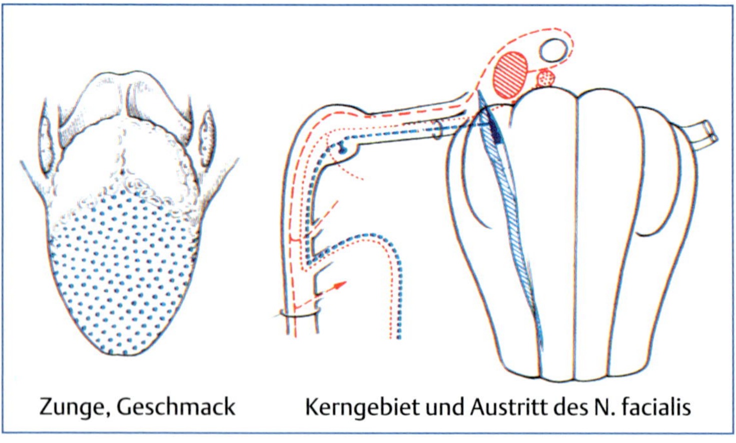

13b: Die wichtigsten Zungennerven: N. intermedius (VII) (siehe Seite 273)

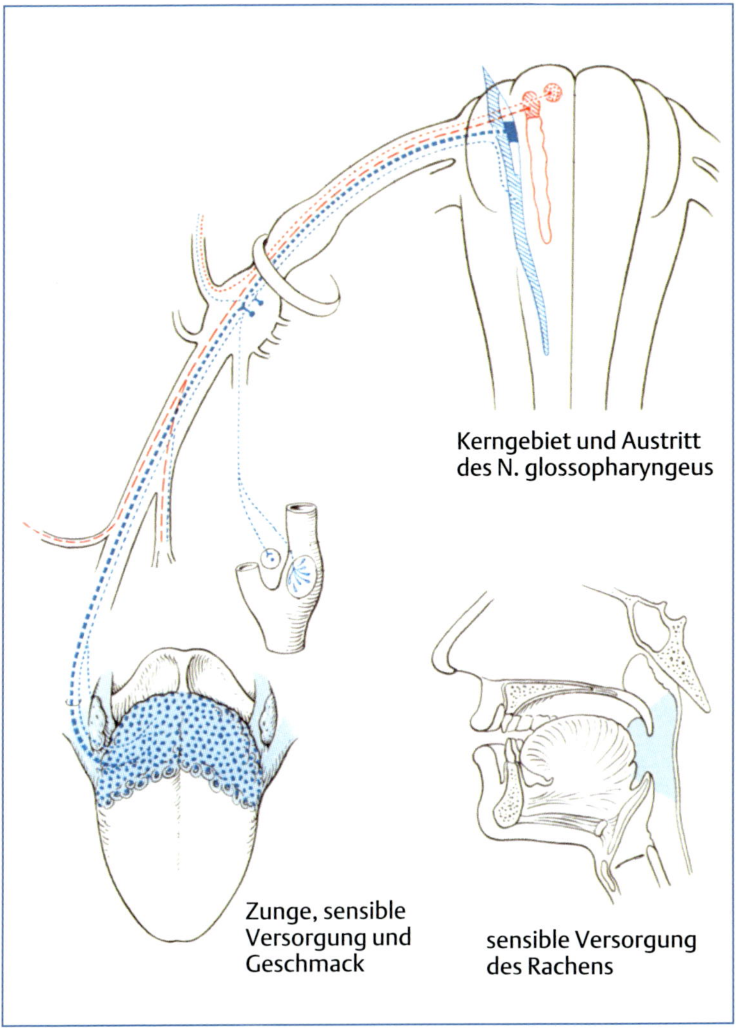

13c: Die wichtigsten Zungennerven: N. glossopharyngeus (IX) (siehe Seite 273)

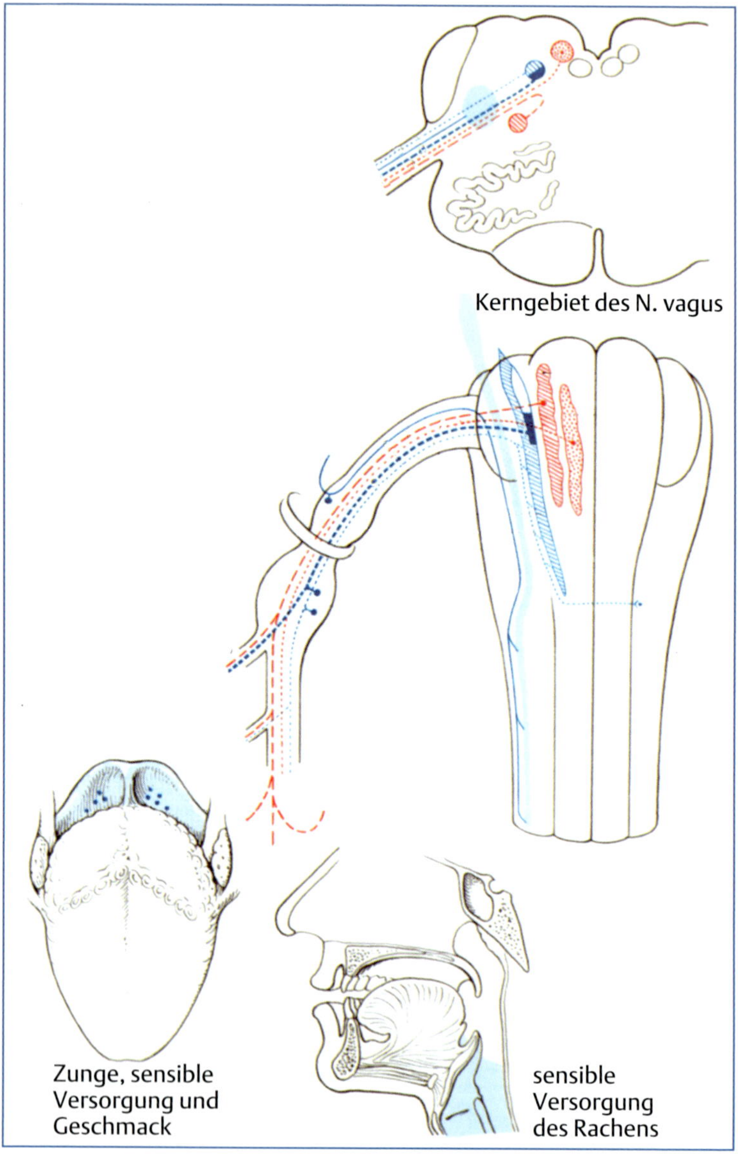

13d: Die wichtigsten Zungennerven: N. vagus (X) (siehe Seite 273)

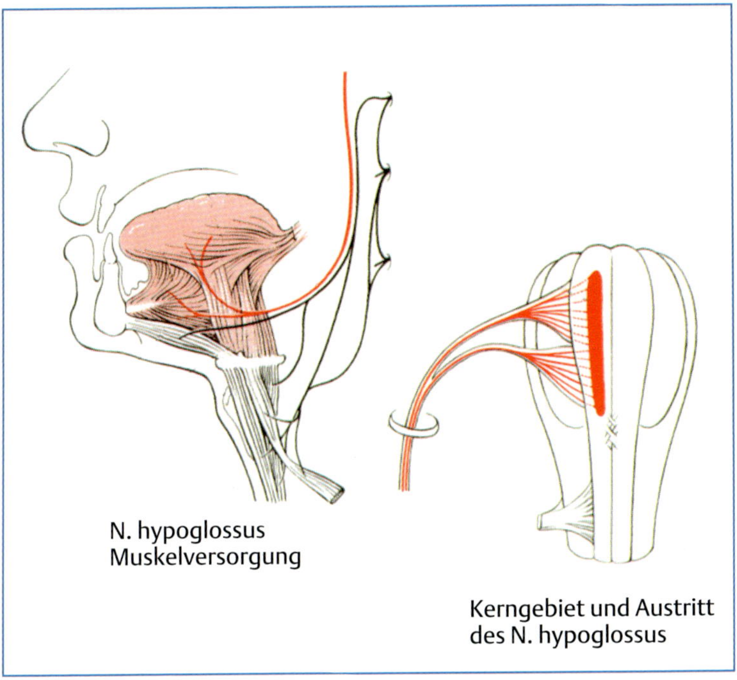

13e: Die wichtigsten Zungennerven: N. hypoglossus (XII) (siehe Seite 273)

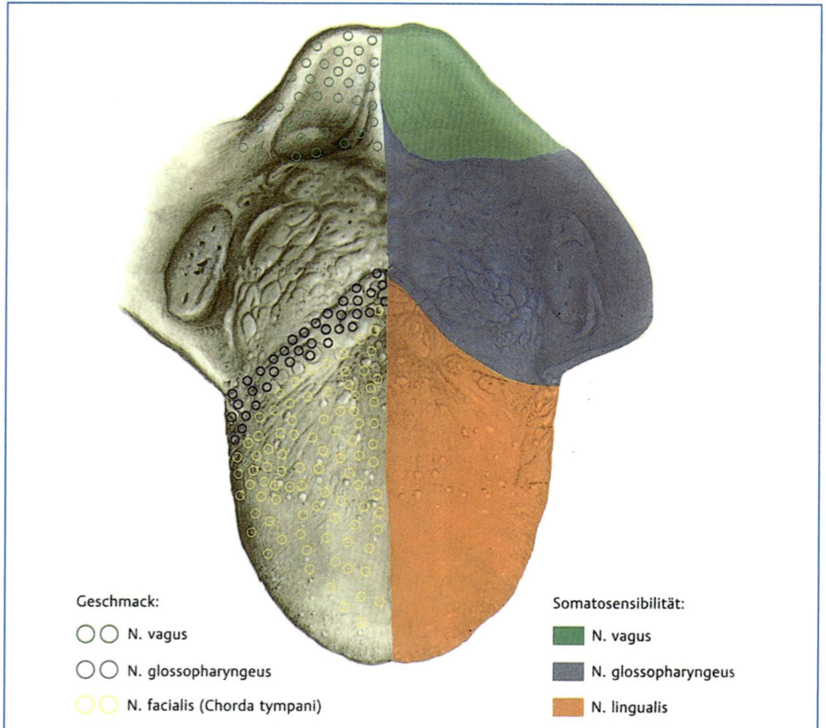

14: Geschmacksinnervation und Somatosensibilität
Rechte Zungenhälfte: Geschmacksinnervation durch die Nn. facialis (Chorda tympani), glossopharyngeus und vagus.
Linke Zungenhälfte: Somatosensibilität der Zungenoberfläche durch die Nn. lingualis, glossopharyngeus und vagus (nach Frick u. Mitarb. und Netter) (siehe Seite 273)

Geschmacksempfindung:

Süß:	Zungenspitze
Salzig:	Zungenspitze und -ränder
Sauer:	Zungenränder
Bitter:	N. glossopharyngeus (hintere Zungenmitte)

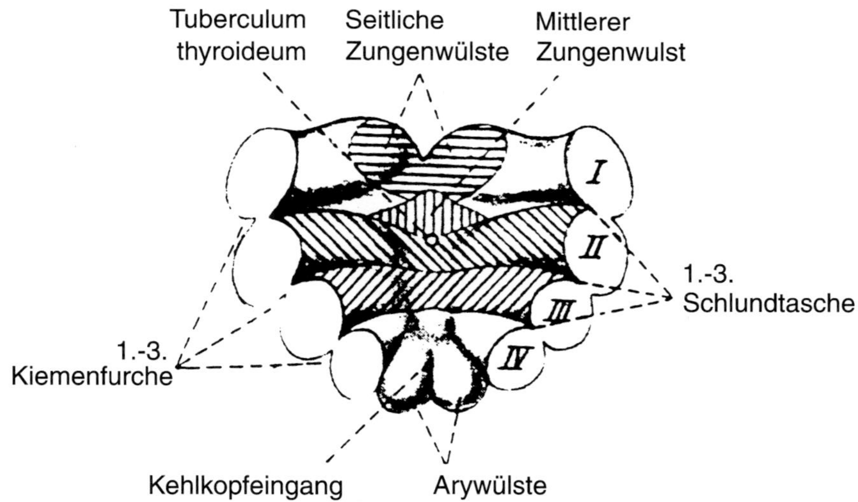

15: Embryologie
Zungenentwicklung. Mundhöhlenboden bei einem 4,5 mm langen menschlichen Keimling. I – IV = Kiemenbögen im Querschnitt (siehe Seite 273)

Systematik der Zungendiagnostik

Diagnostische Kriterien
beobachten & lernen

Zungenkörper, Zungenbelag, Zungenkonsistenz
▶ Kapitel 4

3 Zur Technik der Zungendiagnostik

Man wendet das Gesicht des Patienten zum Licht und betrachtet die Zunge am besten im locker und flach ausgestreckten Zustand, um eine Verfärbung der Zunge durch zu starkes Herausstrecken zu vermeiden. Am besten kann die Zunge bei Tageslicht beurteilt werden. Muss die Untersuchung aus bestimmten Gründen bei künstlichem Licht vorgenommen werden, sollte sie möglichst bei Tageslicht nochmals wiederholt werden. Wichtig ist, die echte Farbe der Zunge von bloß scheinbaren Verfärbungen zu unterscheiden, die von unnatürlichen Lichtverhältnissen, bestimmten Nahrungsmitteln oder Medikamenten stammen. So hinterlässt beispielsweise der Genuss von Milch eine weiße Zunge, der von Kaffee eine braune. Heidelbeeren, Rotwein und Rote Beete färben die Zunge bläulichrot. Bonbons färben je nach ihrer Farbe die Zunge grün, gelb oder blau, Schokolade färbt sie braun, Kohle-Tabletten färben sie schwarz usw. Ferner ist zu beachten, dass der Zungenbelag durch Putzen der Zunge mit der Zahnbürste oder auch durch Nahrungsaufnahme erheblich verändert werden kann. Auch die reibende Wirkung der Speisen kann einen dicken Zungenbelag abtragen und dünn erscheinen lassen. Durch Trinken von Wasser oder anderen Flüssigkeiten wird der Zungenbelag unnatürlich befeuchtet. Heiße oder scharfe Speisen verändern die Farbe der Zunge, so dass sie hellrot bis dunkel-violett erscheinen kann. Aus diesen Gründen soll der Arzt die Zunge niemals unmittelbar nach dem Essen, Trinken oder Zähneputzen seines Patienten beurteilen.

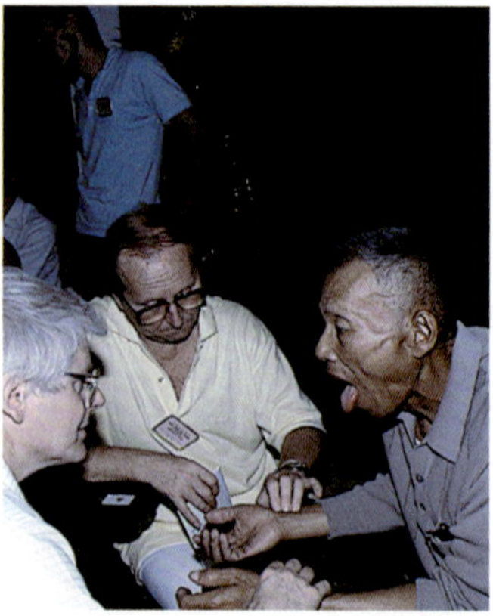

16

4 Systematik der Zungendiagnostik

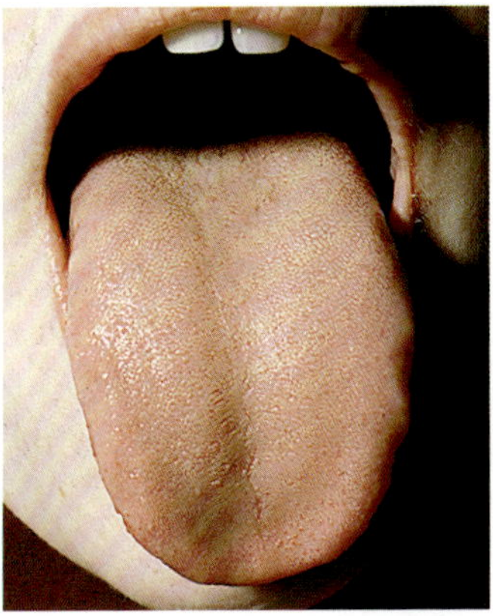

◘ 17

Beim Betrachten der Zunge unterscheiden wir das Aussehen des Zungenkörpers und des Zungenbelages. Ferner kommt der Konsistenz, d.h. der strukturellen Beschaffenheit der Zunge besondere Bedeutung zu. Der Zungenkörper wird durch die Zungenmuskeln und die feinen Blutgefäße der Zunge gebildet. Der Zungenbelag ist die Zungenschleimhaut, d.h. die Schicht, die auf der Zungenoberfläche sitzt (vgl. 2.3.2). Normalerweise sieht eine Zunge weich und zart aus, sie bewegt sich frei und locker. Ihre Farbe ist hellrot, sie ist mäßig feucht und mit einer dünnen weißen Schicht bedeckt. Dieses normale Zungenbild nennt die chinesische Medizin »die hellrote Zunge mit dünnem, weißem Belag« (◘ 17). Das normale Zungenbild kann sich mit der Jahreszeit und mit dem Klima verändern. Im Sommer oder bei Hitze ist der Zungenbelag gewöhnlich etwas dicker, oder es ist ein dünner gelber Zungenbelag als Folge der Sommerhitze vorhanden. Im Herbst ist der Zungenbelag dünn, weiß und etwas trocken. Solche natürlichen jahreszeitlich bedingten Unterschiede müssen dem untersuchenden Arzt bekannt sein, damit er sie nicht etwa mit einem krankhaften Zungenbild verwechselt. Im Krankheitsfall ist stets die Veränderung des Zungenkörpers und seiner Konsistenz von der Veränderung des Zungenbelages zu unterscheiden. Der Zungenkörper kann sich in seiner Konsistenz, in seiner Farbe und in seiner Form verändern. In ihm spiegeln sich im Wesentlichen Leere und Fülle der Speicherorgane und Hohlorgane des Organismus sowie die Stärke oder Schwäche des *Qi* und des Blutes wider. Der Zungenbelag kann sich sowohl in der Farbe als auch in der Form oder in seiner Konsistenz verändern. Er zeigt den oberflächlichen oder tieferen Sitz einer Erkrankung an. Ferner spiegelt er das Verhältnis der körpereigenen Abwehrkraft (chinesisch *Zheng*) und der äußeren Störung (chinesisch *Xie*) wider.

Die chinesische Medizin (▣ 18) teilt die Zunge in vier Abschnitte ein:

- Zungenspitze
- Zungenmitte
- Zungenwurzel
- Zungenränder.

An der **Zungenspitze** zeigen sich die Erkrankungen des Herzens und der Lunge.

In der **Zungenmitte** spiegeln sich Milz und Magen.

Die **Zungenwurzel** entspricht der Niere.

Die **Zungenränder** stimmen mit der Leber und der Gallenblase überein.

Bezieht man diese Einteilung auf die **Drei Erwärmer**, so gilt folgende Zuordnung:

- Die Zungenspitze ist dem Oberen Erwärmer, d. h. dem Thoraxbereich des Organismus zugeordnet.
- Die Zungenmitte ist dem Mittleren Erwärmer, d. h. dem Oberbauch mit den wichtigen Organen Milz und Magen zugeordnet.
- Die Zungenwurzel ist dem Unteren Erwärmer zugeordnet, d. h. dem Unterbauch mit den Organen Darm, Niere und Blase. Nach dieser Verteilung schließt der chinesische Arzt auf Erkrankungen bestimmter innerer Organe.

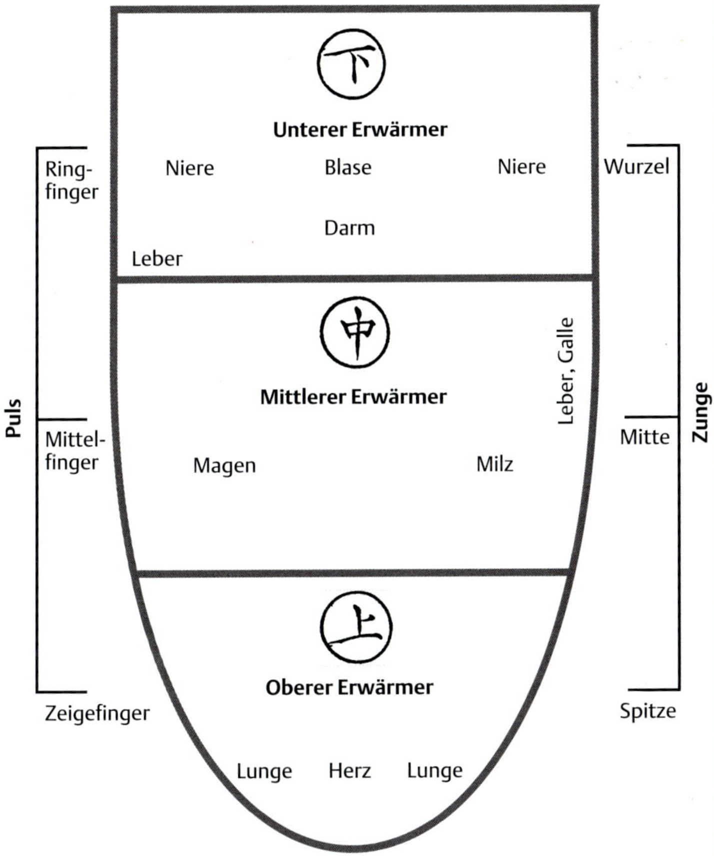

18: Die Drei Erwärmer *(San Jiao)* und ihre Beziehungen zu Puls und Zunge

4.1.1 Farbe

Kriterien

- normal
- hell weiß
- rot
- dunkelrot
- grünviolett

1. Die normale Zunge

Sie sieht rosa aus, ist weich beweglich, leicht feucht, etwas weiß belegt, ohne dass man schon von einem Belag sprechen würde. Ein Patient mit einer solchen Zunge ist im Falle einer bestehenden Gesundheitsstörung immer nur leicht erkrankt. Man findet dieses Zungenbild noch bei äußerlich ansteckenden Erkrankungen, z. B. bei einer leichten Erkältung, die an der Oberfläche sitzt (👁 19).

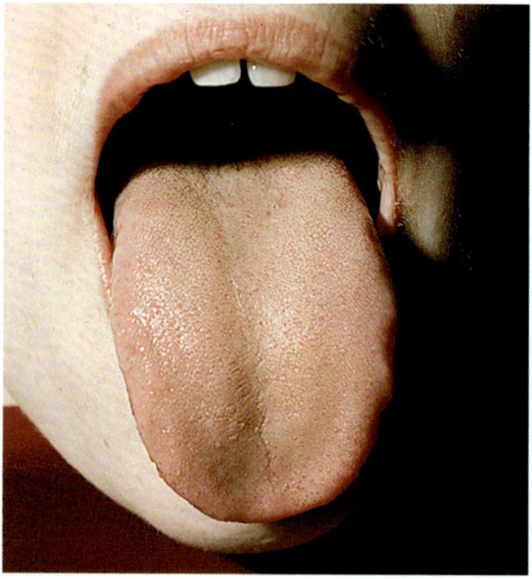

👁 19

Bei den pathologischen Verfärbungen des Zungenkörpers unterscheiden wir vier hauptsächliche Arten:

2. Die helle weiße Zunge

Die Farbe der abgebildeten Zunge ist entschieden heller als die normale Zungenfarbe. Dies entspricht einem Kältezustand und einem Leere-Zustand. Es ist meist ein Zeichen für eine Schwäche der *Yang*-Funktionen im Körper, des so genannten *Yang-Qi*, oder aber ein Hinweis dafür, dass das *Qi* und das Blut des Körpers nicht ausreichend vorhanden sind (👁 20).

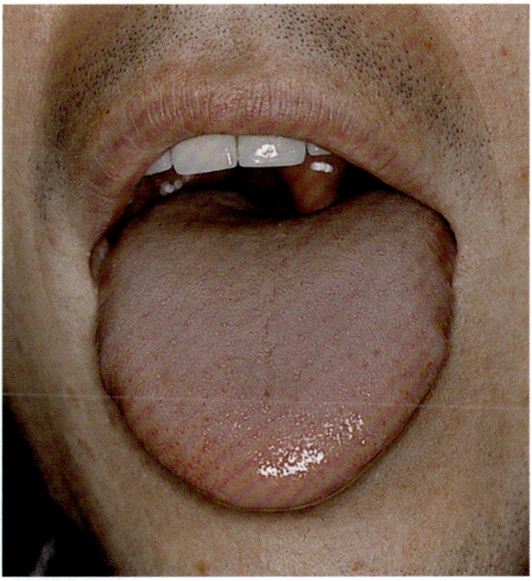

👁 20

3. Die rote Zunge

Diese Zunge ist knallrot und entschieden dunkler als eine normale Zunge. Das entspricht einem Hitzezustand und zeigt gewöhnlich ein inneres Hitze-Fülle-Syndrom an. Eine solche rote Zunge kann aber auch auf eine Leere des *Yin* mit dadurch entstehendem Feuer im Körper hinweisen. Wir sprechen dann von einem Leere-Feuer (👁 21).

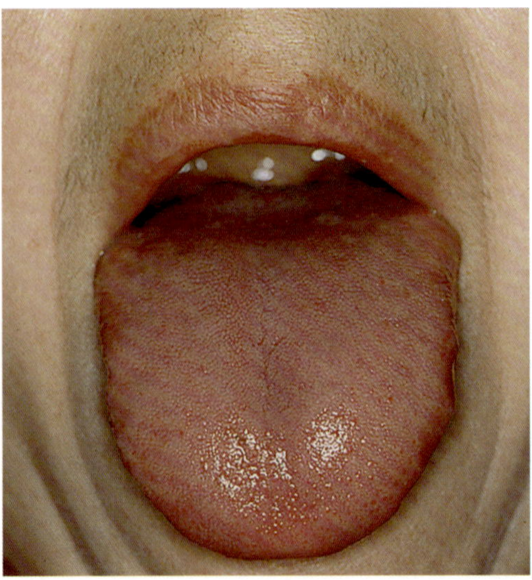

👁 21

4. Die dunkelrote Zunge

Sie entspricht einer übermäßigen Hitze im Organismus. Meist liegt hier eine Hitzeerkrankung vor, bei der die Hitzestörung die pathologischen Zustände des so genannten *Ying-Fen* oder *Xue-Fen* hervorgerufen hat. Dies sind bereits sehr ernste lebensbedrohliche Erkrankungen (22).

Wenn eine solche Zunge bei einem chronisch kranken Patienten auftritt, zeigt sie gewöhnlich eine *Yin*-Leere mit starkem Feuer, ein so genanntes Leere-Feuer an. Je tiefer die Färbung der roten oder dunkelroten Zunge ist, um so stärker ist die Einwirkung der Hitzestörung. Bei diesem ehemals drogenabhängigen Patienten läuft zudem die Mittelfurche der Zunge bis zur Zungenspitze und spaltet sie, was auf eine ernste Herzstörung hinweist (23).

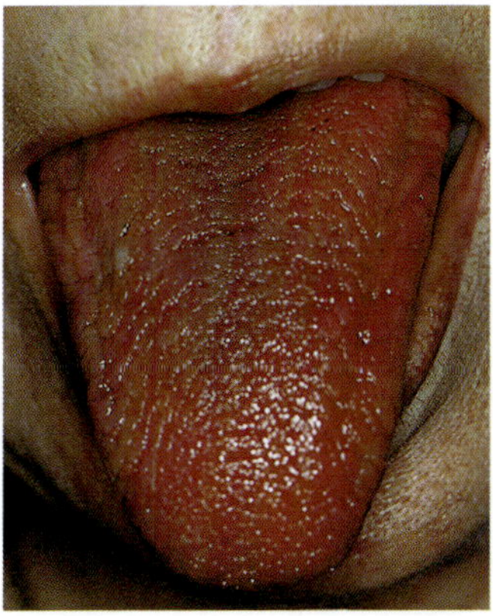

22

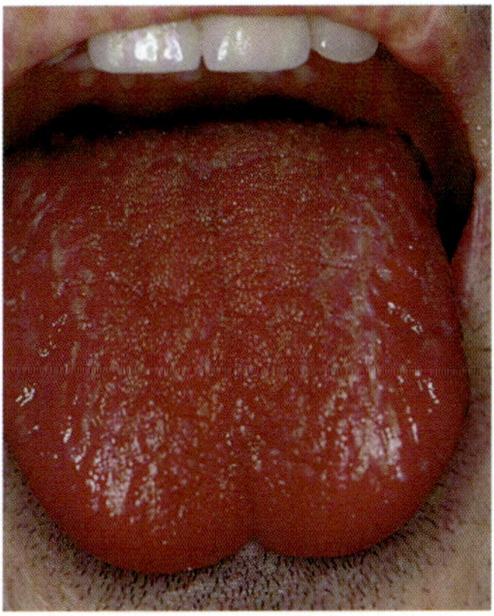

23

5. Die blaugrün-violette Zunge

Bei einer solchen Zunge ist die Farbe blaugrünlich violett oder es findet sich auf der Zunge eine grün-violette Verfärbung bzw. violette Flecke oder Punkte.

Insgesamt ist die violette Zunge ein häufig zu findendes diagnostisches Zeichen bei der Blutstauung (chinesisch *Xue-Yu*).

Diese chinesische Patientin, die ich 1977 in Schanghai am *Hua-Dong* Krankenhaus behandelt habe, leidet an einer Gerinnungsstörung des Blutes infolge einer Thrombopenie mit Blutungen in die Gelenke (Hämarthros) (◘ 24).

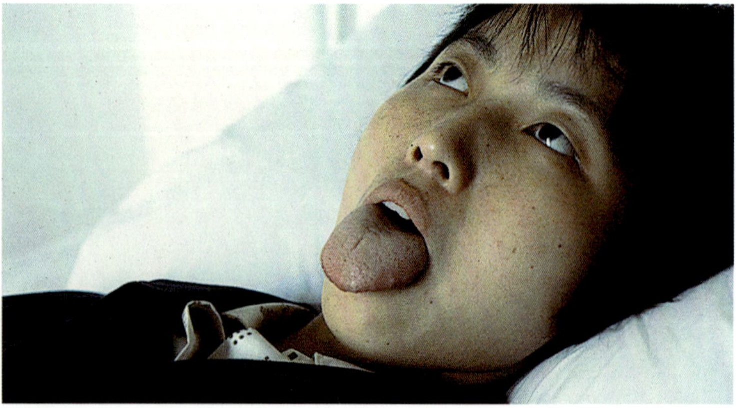

◘ 24

Das Bild der violetten Zunge kann entweder für eine äußere Kälte- oder innere Hitzeeinwirkung sprechen. Wenn die grünlich-violette Färbung dunkel ist und die Zunge trocken, so entspricht das einer Hitze-Einwirkung (25).

Ist die Zungenfarbe heller und ist die Zunge feucht, spricht es eher für eine Kälte-Störung bei einer Qi- und Blutstockung (26).

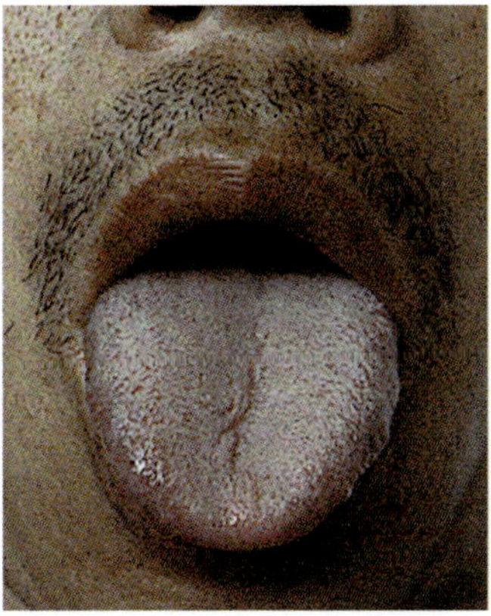

25

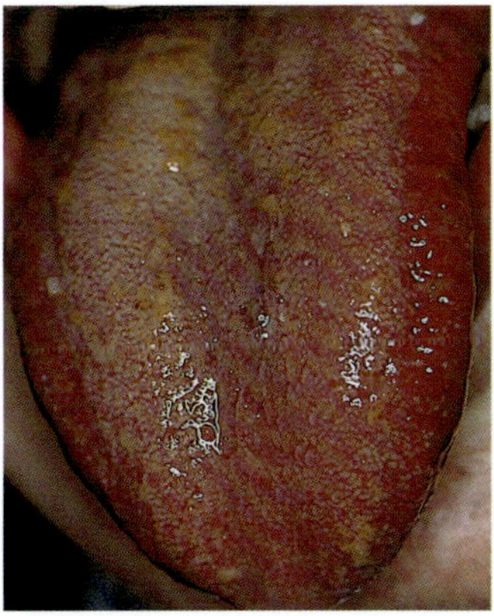

26

4.1.2 Form des Zungenkörpers

Kriterien

- faltig, grob
- zart, fein
- geschwollen
- dünn, klein
- rissig
- körnig, stachlig
- Zahnabdrücke

1. Die faltige grobe Zunge

Mit vielen Rillen und Spalten nennt man sie in der chinesischen Medizin eine »alte« Zunge (27). Sie entspricht meist einem Fülle-Syndrom und einem inneren Hitze-Syndrom bei älteren Menschen (28).

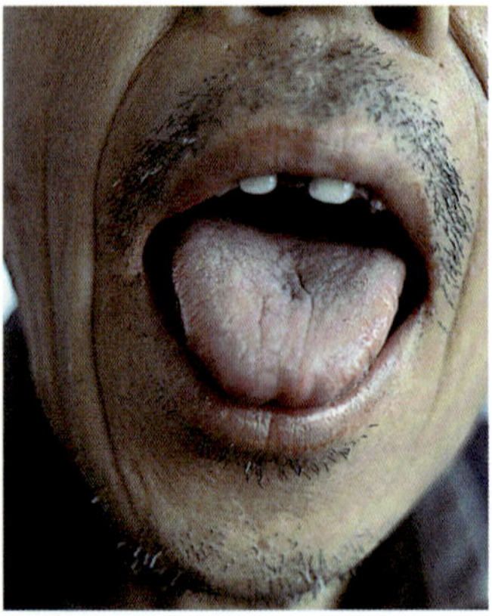

27

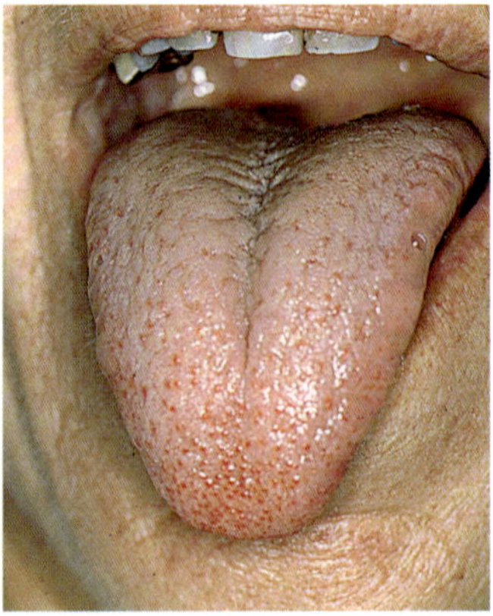

28

2. Die zarte, feine Zunge

Eine solche Zunge wird von der chinesischen Medizin demgegenüber »junge« Zunge genannt (29).

Sie kann einen Leere-Zustand oder einen Leere-Kälte-Zustand anzeigen. Die hier abgebildete Zunge ist zwar weitgehend normal, zeigt aber doch bereits eine ganz leichte Leere und eine schwache Kälteeinwirkung an.

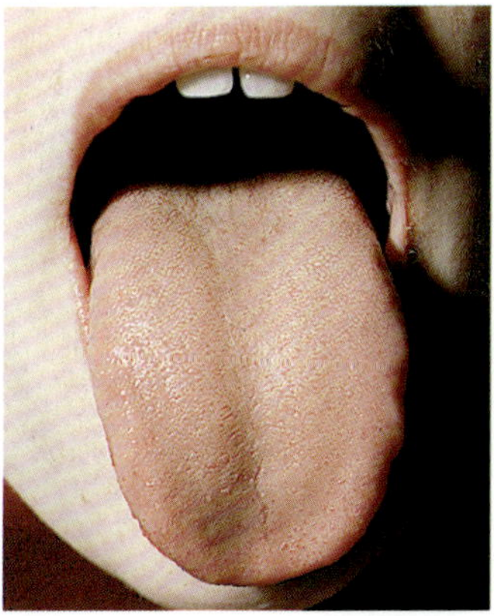

29

3. Die geschwollene Zunge

Sie ist größer und dicker als die normale Zunge (👁 30).

Wenn die Farbe einer geschwollenen Zunge hellweiß ist, deutet das auf eine Leere des *Yang* von Milz und Magen. Bei dieser Patientin sind außerdem Zahnabdrücke als Zeichen einer *Yang*-Leere sichtbar (👁 31).

Ist die geschwollene Zunge rot, zeigt dies, dass im Körperinneren Hitze vorhanden ist, oder aber es weist auf das reichliche Vorhandensein von störender giftiger Hitze bzw. Hitze-Gift im Inneren hin bei einer *Yin*-Leere (👁 32).

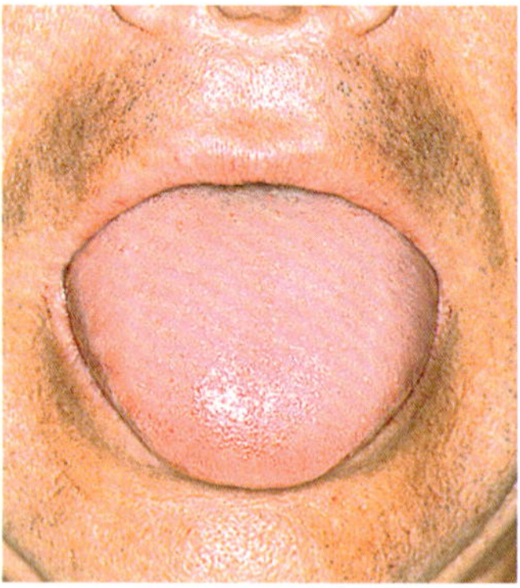

👁 30

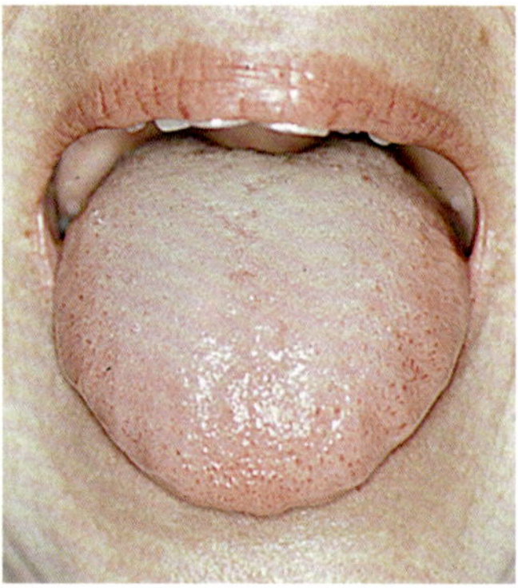

👁 31

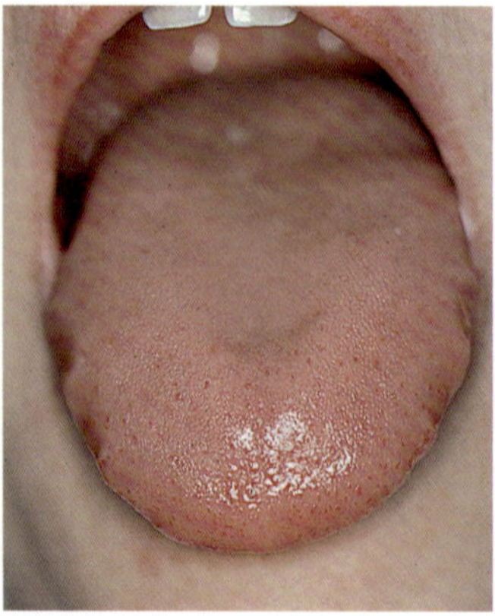

👁 32

4. Die dünne, kleine Zunge

Eine dünne, kleine Zunge, deren Zungenkörper hell ist, weist meist auf einen Mangel an *Qi* und Blut hin oder sie zeigt wie hier an, dass Herz und Milz beide im Zustand der Leere sind (33). Dieses Syndrom wird häufig bei jüngeren Menschen mit psychosomatischen Störungen angetroffen.

Eine dunkelrote, dünne und kleine Zunge entspricht einer allgemeinen *Yin*-Leere im Körper mit Hitze-Fülle, wobei die Körpersäfte bereits vermindert und geschädigt sind (34). Dies ist ein Zeichen, dass die vorliegende Erkrankung ernst und schwierig zu heilen ist.

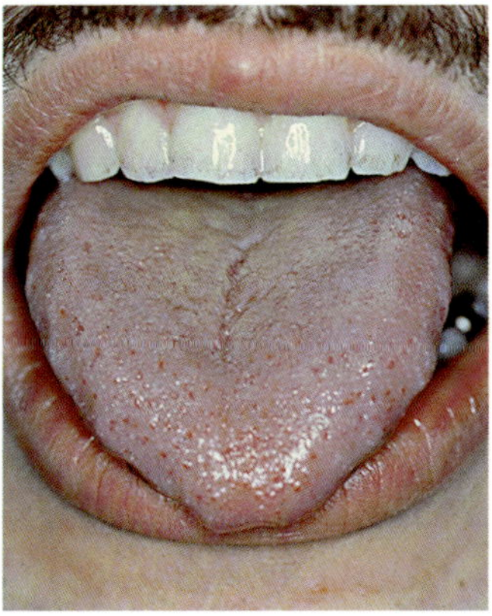

33

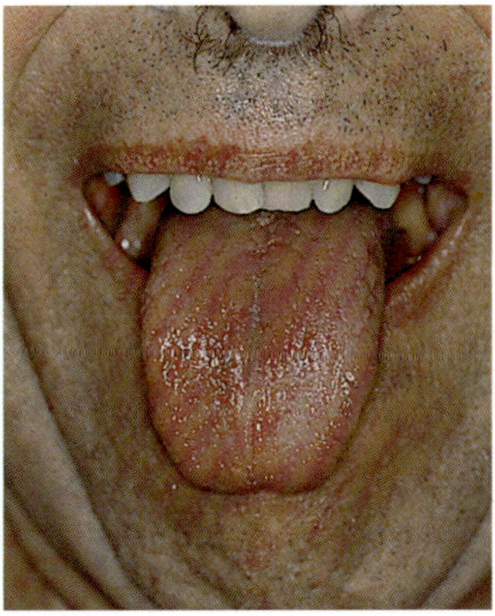

34

5. Die rissige Zunge

Zeigt die Zunge multiple, kreuz und quer verlaufende Risse und Rillen, so spricht die chinesische Medizin von einer rissigen Zunge.

Ist eine solche rissige Zunge dunkelrot, zeigt dies das Vorhandensein sehr starker Hitze im Körper an (35).

Ist eine solche Zunge hell und weiß, bedeutet dies einen Mangel an *Yin* und Blut, der oft konstitutionell ist (36).

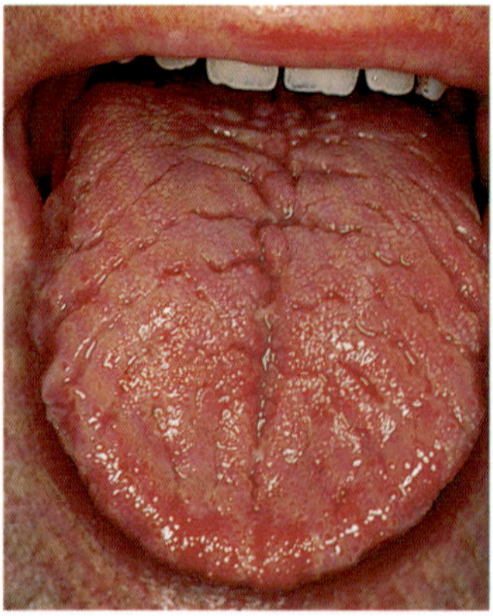

35

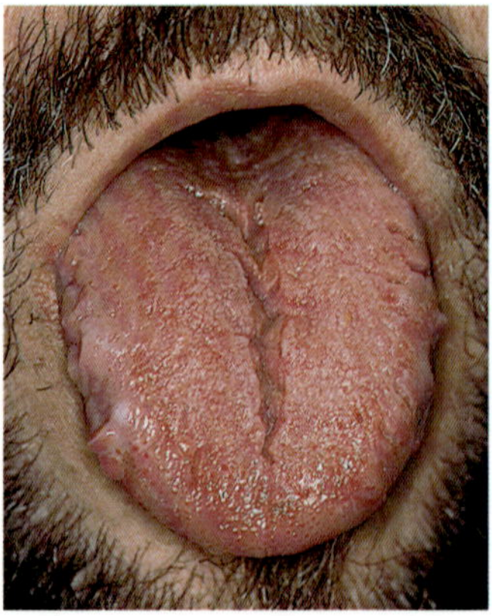

36

6. Die Zunge mit Zahnabdrücken

Zahnabdrücke an beiden Rändern der Zunge sieht man meist bei einer geschwollenen Zunge. Die Zähne drücken dann auf die Zunge, weil diese für die Mundhöhle zu groß und dick geworden ist. Ein solches Zungenbild entspricht stets einem Leere-Zustand (37 u. 38).

Man findet dieses Bild vor allem bei Patienten, die an einer Leere des Qi oder *Yang-Qi* leiden. Eine solche Zunge kann sich sehr rasch, bei akuter Erschöpfung des Patienten sogar in wenigen Stunden entwickeln. Sie bildet sich bei Erholung zur Norm zurück.

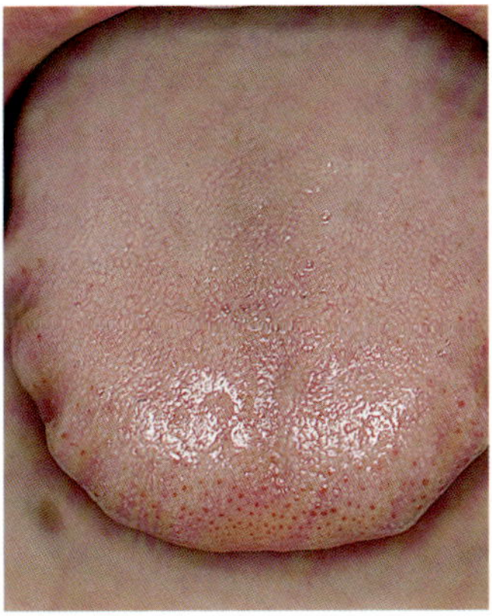

37

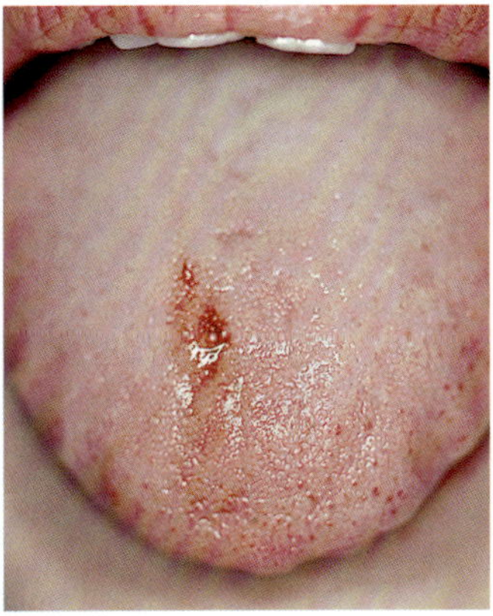

38

7. Die körnige oder stachlige Zunge

Sie entsteht dadurch, dass die filiformen Zungenpapillen größer und dicker geworden sind als normal oder sich in fungiforme Papillen umgewandelt haben.

Eine körnige und trockene Zunge weist meistens auf eine starke äußere Hitzeeinwirkung hin (◘ 39).
Je stärker die Hitze ist, um so größer und röter werden die Erhebungen der Zungenpapillen. Gelegentlich kann auch eine im Körper selbst entstandene innere Hitze die Ursache für eine solche körnige Zunge mit vergrößerten Zungenpapillen sein.

Erscheinen die körnigen Zungenpapillen an der Zungenspitze deutet das auf ein Herz-Feuer bei einer Herz-*Yin*-Leere hin (◘ 40).

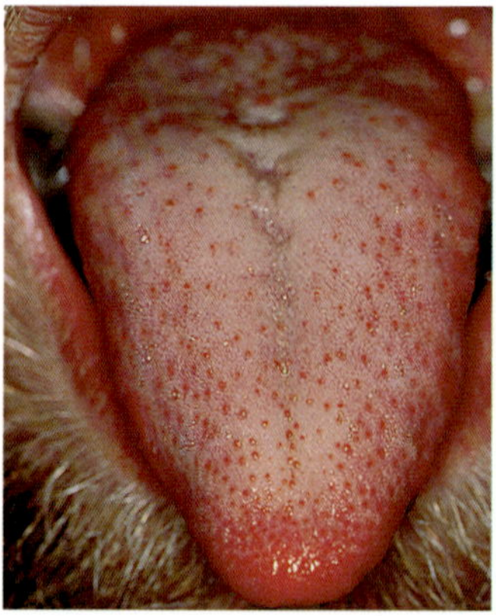

◘ 39

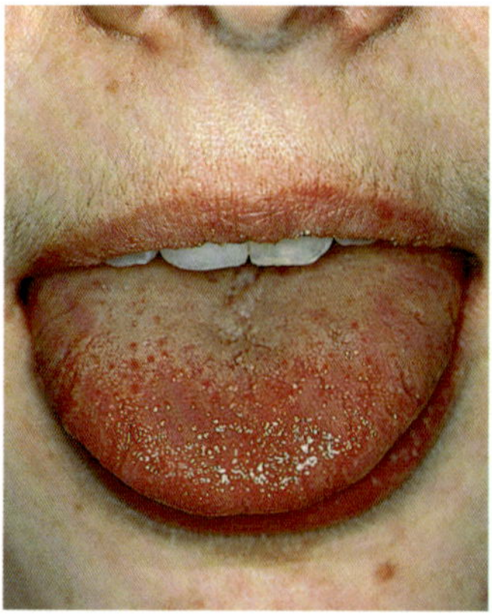

◘ 40

Sitzen die körnigen Zungenpapillen an den Rändern der Zunge, spricht das für starkes Feuer in Leber und Gallenblase (◙ 41).

Finden sich die auffälligen Papillen vor allem in der Zungenmitte, weist dies auf exzessive Hitze in Magen und Darm hin. Je mehr sich die körnigen Papillen zur Zungenspitze verschieben, um so mehr ist der Obere Erwärmer (Herz, Lunge, Perikard) beteiligt (◙ 42).

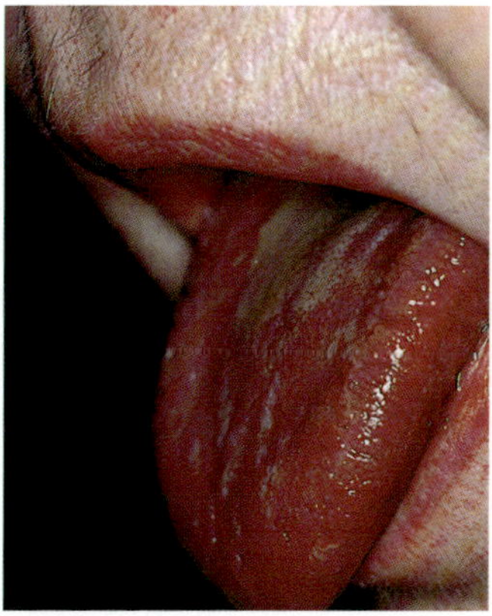

◙ 41

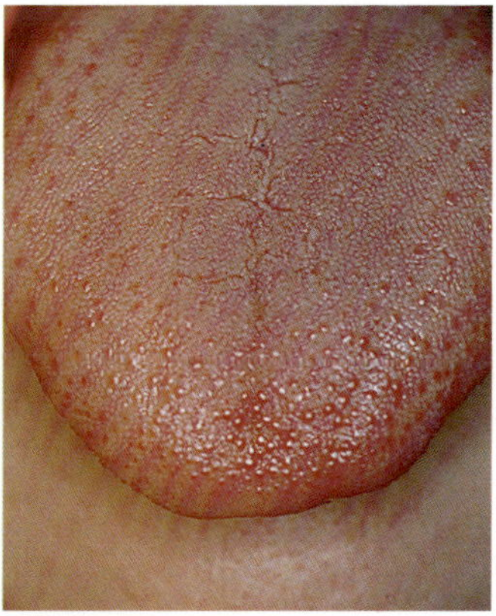

◙ 42

4.1.3 Konsistenz

Kriterien

- weich
- hart
- schief
- verkürzt
- zitternd
- unruhig

1. Die weiche kraftlose Zunge

Diese Zunge ist weich, ohne Kraft. Sie kann sich nicht frei bewegen. Der Grund dafür liegt darin, dass die Sehnen und Gefäße der Zunge beeinträchtigt sind, wie das beispielsweise bei langer chronischer Erkrankung der Fall ist (◘ 43).

Ist eine solche Zunge kraftlos und flach, zeigt es, dass Blut und *Qi* des Organismus im Zustand der Leere sind. Eine dunkle kraftlose Zunge ist ein Zeichen dafür, dass das *Yin* des Körpers weitgehend verausgabt wurde.
Diese Patientin leidet an einem Lupus erythematosus. Wenn ein frisch Erkrankter eine trockene, rote und kraftlose Zunge hat, zeigt dies, dass die Hitze, die mit der Krankheit einhergeht, das *Yin* geschädigt hat, bzw. wie man in der chinesischen Medizin sagt »das *Yin* verbrannt« hat.

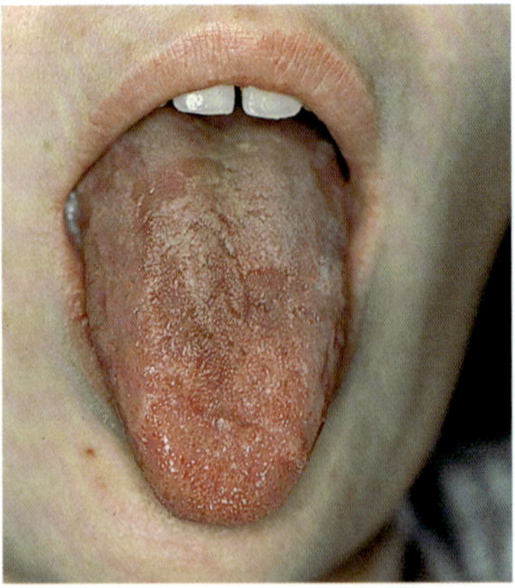

◘ 43

2. Die harte, starre Zunge

Diese Zunge hat ihre normale Weichheit und Elastizität verloren und kann sich nicht mehr frei bewegen. Die Ursache liegt häufig in einer äußeren ansteckenden Hitzeerkrankung, also einer Infektion, die tief in den Menschen eingedrungen ist. Dabei kann die Hitze bis ins Perikard eindringen, was einem typischen Syndrom entspricht. Es kann zusätzlich trüber Schleim das Innere des Organismus versperren.

Diese Patientin beispielsweise leidet seit vielen Jahren an einer essenziellen Hypertonie (44).

Es kann aber auch sein, dass starke Hitze die Körpersäfte geschädigt hat (45) und dass die störende Hitze nun besonders stark vorhanden ist. Die harte, starre Zunge findet sich oft bei Patienten vor einem Schlaganfall. Sie kann aber auch bei anderen Erkrankungen auftreten.

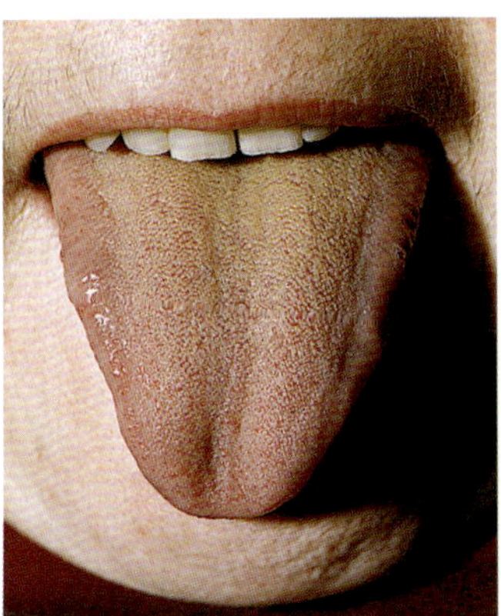

44

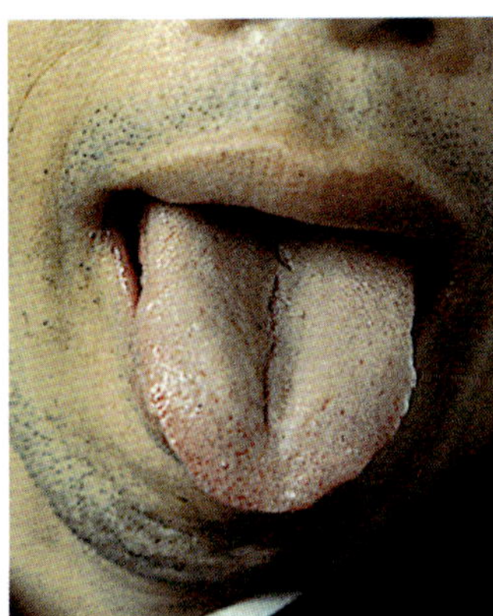

45

3. Die schiefe Zunge

Wenn die Zunge schief nach einer Seite abweicht, handelt es sich beim Patienten (46) oder bei der Patientin meist um einen Zustand nach Apoplexie, also einen Zustand nach einem Schlaganfall (47).

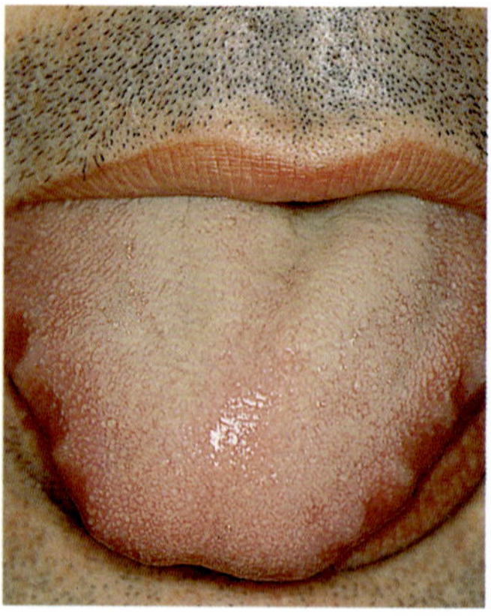

46

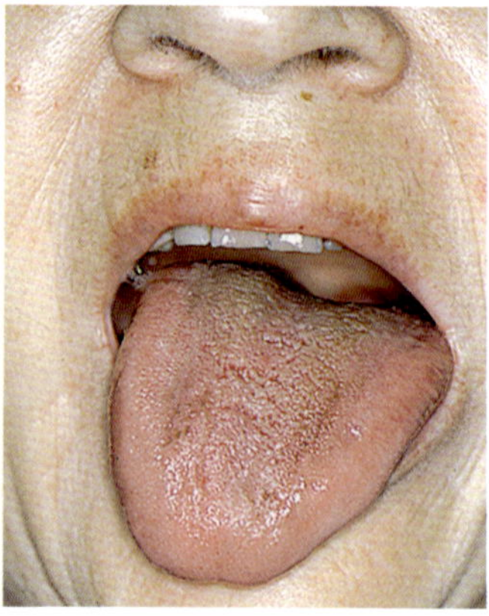

47

4. Die verkürzte und geschrumpfte Zunge

Diese Art Zunge bedeutet meist eine gefährliche Erkrankung. Ist die Zunge dabei hell und feucht oder hat sie eine grünliche Farbe, zeigt das eine so genannte Kälte-Erstarrung der Sehnenzüge an (👁 48).

Eine geschwollene und verschrumpelte Zunge weist darauf hin, dass sich im Inneren des Organismus Schleim und Nässe gestaut haben. Eine rosafarbene, trockene und verschrumpelte Zunge weist darauf hin, dass die Körpersäfte durch eine Hitze-Erkrankung geschädigt wurden (👁 49).

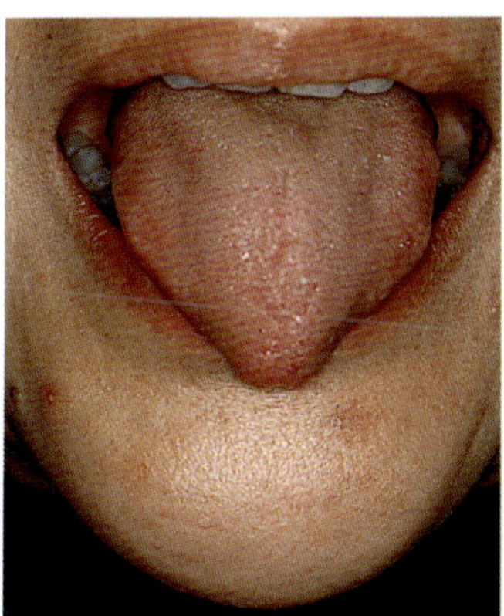

👁 48

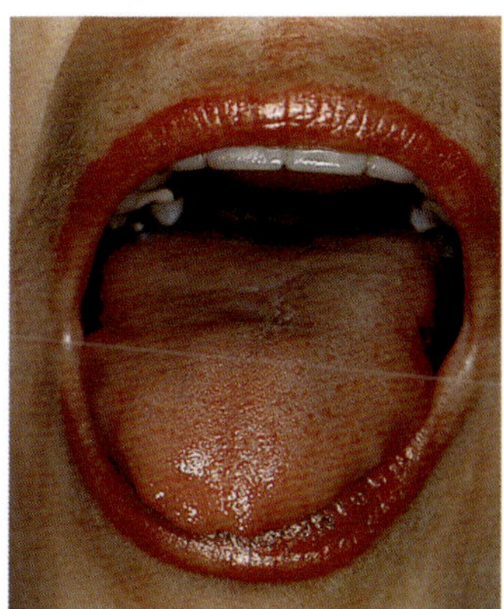

👁 49

5. Die zitternde Zunge

Wenn bei einer längeren Erkrankung die Zunge des Patienten zittert oder vibriert, spricht man in der chinesischen Heilkunde von einer »zitternden Zunge«. Meist findet sich das bei Patienten, deren Blutfunktion, das so genannte *Qi-Xue* im Zustand der Leere ist oder bei denen die *Yang*-Funktion, das *Yang-Qi*, leer ist. Die zitternde Zunge kann auch Zeichen einer äußeren Hitze-Erkrankung sein, wobei starke Hitze Wind im Organismus erzeugt oder, wie man in der chinesischen Heilkunde sagt: »Leber-Wind im Körperinneren weht«.

6. Die unruhige und die herausgestreckte Zunge

Wenn die Zunge ständig an der Ober- oder Unterlippe oder am rechten und linken Mundwinkel leckt, wobei die Zungenspitze etwas herausgestreckt wird, heißt dies in der chinesischen Medizin »eine unruhige herausgestreckte Zunge«. Sie zeigt häufig einen Hitzezustand von Herz und Milz an. Die herausgestreckte Zunge allein kann auch ein Anzeichen für den Angriff einer schweren Schleimstörung auf das Herz sein oder sie kann eine allgemeine Störung der Abwehrkraft des Organismus anzeigen. Stets ist dabei das *Shen* in Mitleidenschaft gezogen. Die unruhige Zunge kann ein Zeichen für einen drohenden Krampfanfall sein, insbesondere bei Kindern. Ferner kann die unruhige und herausgestreckte Zunge bei Kindern auf eine verzögerte geistige Entwicklung (eine Schwäche des *Shen*) hinweisen.

4.2 Zungenbelag

4.2.1 Farbe

Kriterien

- weiß
- gelb, braun
- grau, schwarz

Der weiße Zungenbelag ist der häufigste Zungenbelag überhaupt. Andere Verfärbungen des Zungenbelags müssen als Umwandlung eines weißen Zungenbelags betrachtet werden, aus dem sie sich stets entwickelt haben.

1. Der weiße Belag

Er zeigt ein oberflächliches und ein Kälte-Syndrom an, z. B. bei einer akuten Erkältung (50). Wenn der weiße Belag trocken, rissig oder puderartig ist, handelt es sich um eine üppige Hitzestörung im Körperinneren, bei der die Körpersäfte, das *Jin-Ye*, geschädigt wurden (51). Ein puderartiger Zungenbelag allein kann auf das Vorhandensein von Sommerhitze und Nässe hinweisen, die sich als Störungen im Körperinneren gestaut haben.

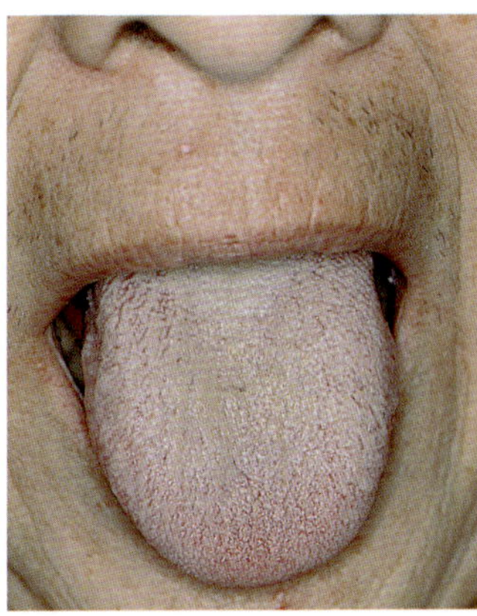

50

Ein weißer Zungenbelag zeigt sich ferner im Anfang einer Infektionskrankheit (◘ 52) oder bei Eiteransammlungen und Abszessen im Körperinneren z. B. bei Bronchiektasien (vgl. ◘ 135).

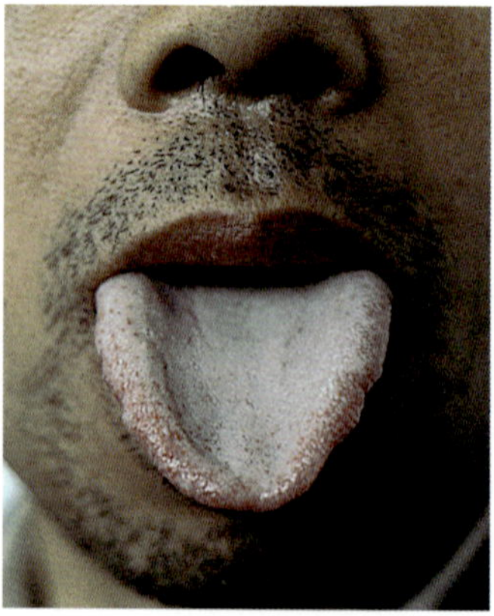

◘ 51

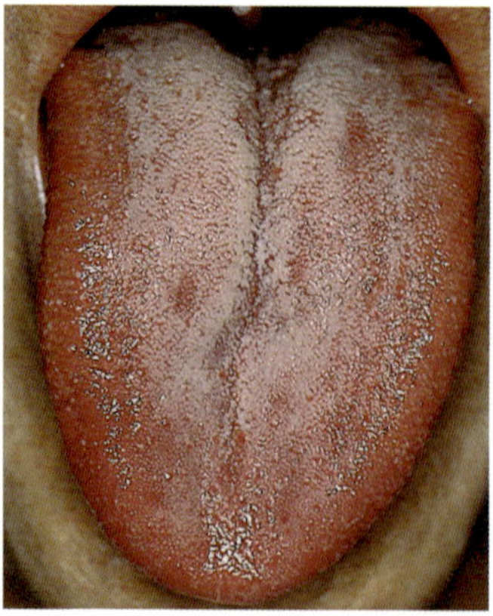

◘ 52

2. Der gelbe Zungenbelag

Dieser entspricht einem inneren Krankheitssyndrom sowie einem Hitze-Syndrom.

Je dunkler die gelbe Farbe dabei ist, umso stärker ist die im Körper vorhandene Hitzestörung.

So spricht eine hellgelbe Farbe für eine leichte Hitzeeinwirkung (53a), dunkles Gelb spricht für übermäßig starke Hitze; ein geräuchertes Gelb, das ins bräunliche übergeht, zeigt eine gestaute Hitzestörung im Körper an.

Wenn der Zungenkörper dabei hell bleibt, vielleicht sogar geschwollen und weich ist, heißt das Gesamtbild eine *Yang*-Leere bei innen angesammelter Nässe und Hitze (53b).

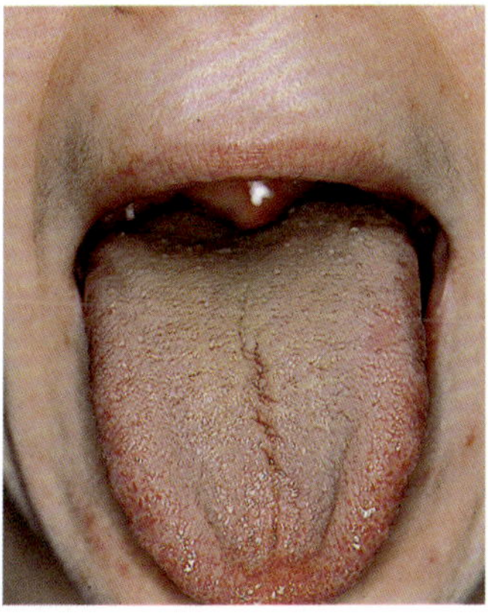

53a

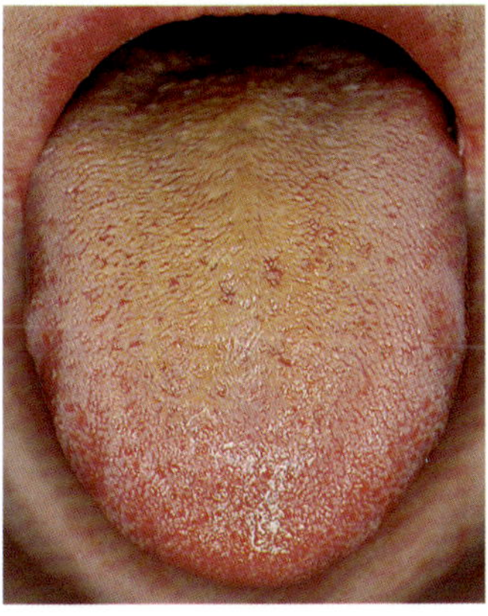

53b

3. Der graue oder schwarze Zungenbelag

Beides entspricht meist einem Hitze-Syndrom, kann aber manchmal auch ein Anzeichen eines Kälte-Nässe-Syndroms oder eines Leere-Kälte-Syndroms sein. Der aschgraue, dunkle oder schwarze Zungenbelag tritt nur bei schwer kranken Patienten auf (◙ 54). In ◙ 55 ist derselbe ursprünglich durch Apoplex halbseitengelähmte Patient nach erfolgreicher Therapie mit Akupunktur und chinesischen Kräuterrezepturen zu sehen. Der schwarze Belag hat sich offensichtlich sehr gebessert.

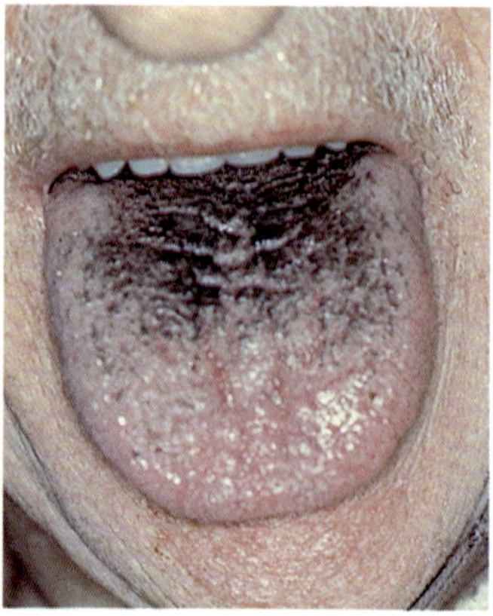

◙ 54

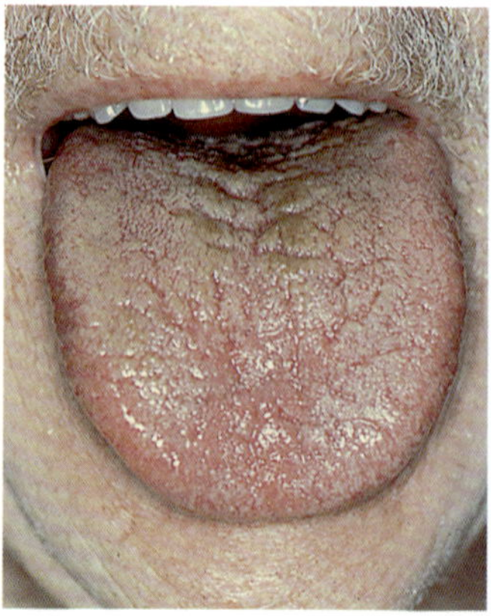

◙ 55

Ist der Zungenbelag aschgrau oder schwarz und trocken, so weist dies auf eine Schädigung des *Yin* durch brennende Hitze hin.

Bei einem hell-violetten Zungenkörper mit aschgrau-schwarzem, feuchtem Zungenbelag handelt es sich meist um eine Leere des *Yang* bei üppiger Kälte (◘ 56).
Ein aschgrauer bzw. schwarzer und feuchter Zungenbelag findet sich manchmal auch bei Patienten mit Verschleimung, also einem Schleim-Syndrom der Brust, die im Übrigen nicht an einer gefährlichen Erkrankung leiden.
▷ Dieses Zungenbild ist von dem aschgrauen und dunklen oder schwarzen Zungenbelag zu unterscheiden, der sich bei gefährlichen und lebensbedrohlichen Erkrankungen bildet.

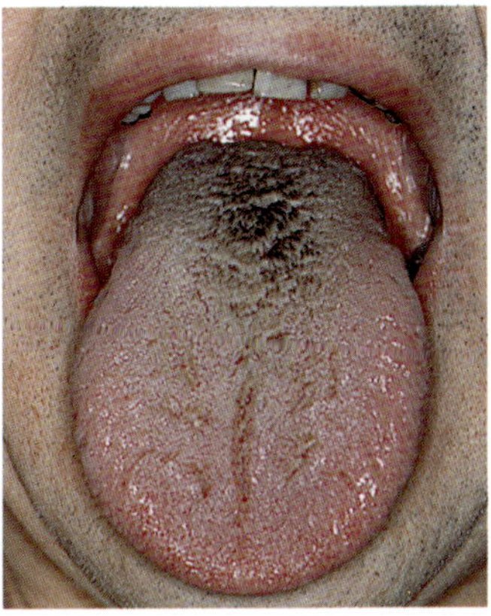

◘ 56

4.2.2 Charakter und Konsistenz des Zungenbelags

Kriterien

- dünn – dick
- feucht – trocken
- locker – klebrig
- ausgespart (Landkartenzunge)
- fehlend

1. Der dünne oder dicke Zungenbelag

Ein dünner Zungenbelag ist charakteristisch für eine leichte, oberflächlich sitzende Erkrankung (57).

Man findet ihn bei äußerlich ansteckenden Erkrankungen, die noch nicht weiter in den Körper vorgedrungen sind. Ist der Zungenbelag dick, heißt dies, dass die Störung außen nach innen weiter eingedrungen ist oder es deutet auf eine im Inneren des Körpers vorhandene Stauung hin. Im Laufe der Entwicklung und Verschlimmerung einer Krankheit kann sich ein dünner Zungenbelag zu einem dickeren entwickeln (58). Mit der Besserung wird der dicke Belag wieder dünner. Hier zeigt der Zungenkörper zudem eine Blutstauung (bläuliche Farbe) an.

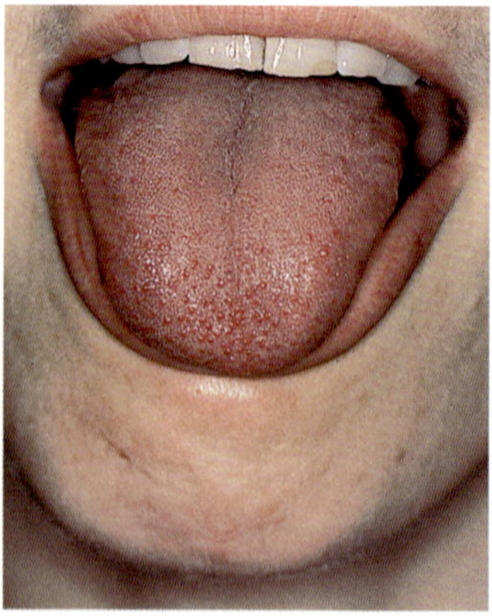

57

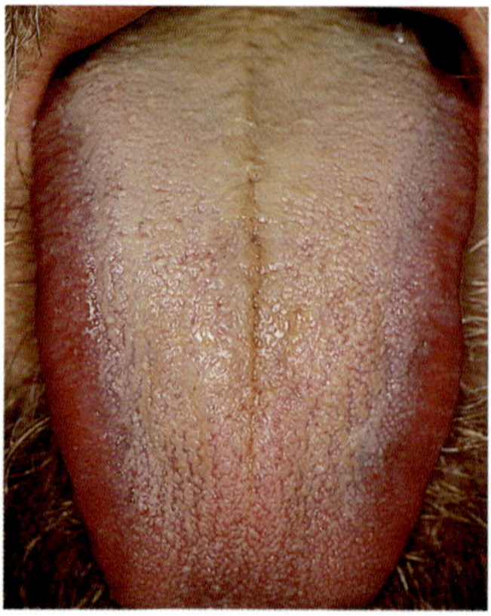

58

2. Der feuchte oder trockene Zungenbelag

Ein feuchter Zungenbelag zeigt, dass die Körperflüssigkeiten, das *Jin-Ye* der chinesischen Medizin, noch nicht geschädigt sind (👁 59).

Ein stark wässriger Zungenbelag, der so aussieht, als würde die Zunge von Wasser tropfen, wobei die Flüssigkeit beim Ausstrecken der Zunge sogar herunterläuft, deutet auf stehende Wasser-Nässe im Körperinneren, also eine Nässeansammlung im Körperinneren hin (👁 60 und 👁 61).

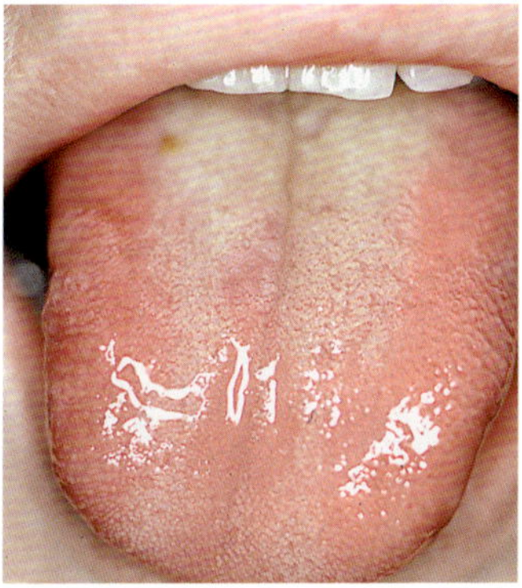

👁 59

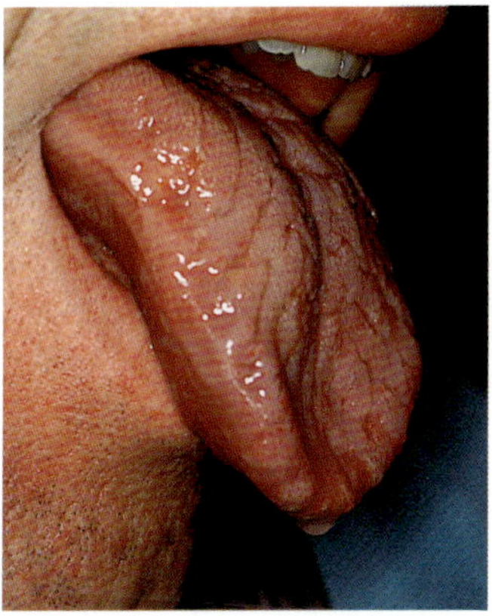

👁 60

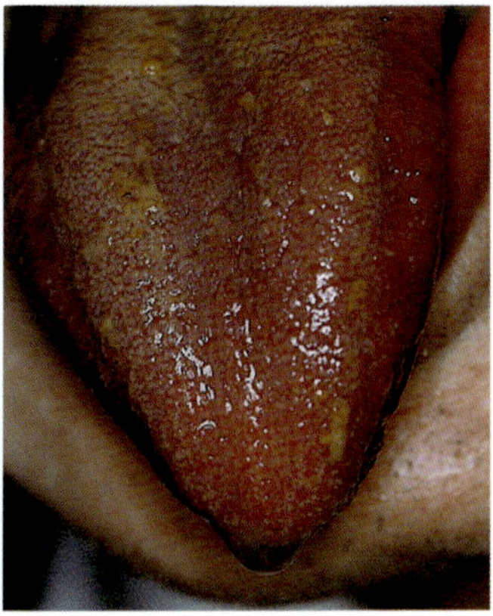

👁 61

Ein absolut trockener Zungenbelag bedeutet völliges Fehlen der Körpersäfte (62). Er kann aber auch für eine äußerlich anstekkende Hitze-Erkrankung sprechen, wobei die Hitze die Körpersäfte geschädigt hat, was Trockenheit im Körperinneren verursacht. Der Belag kann auch das Zeichen einer gemischten Erkrankung sein, bei der eine *Yin*-Leere mit fehlendem Speichel besteht (63).

Ein anderer Grund für einen trockenen Zungenbelag kann sein, dass sich im Körper aus dem Blut und *Qi* keine Körpersäfte entwickeln können und dass deshalb der Zungenbelag trocken aussieht.

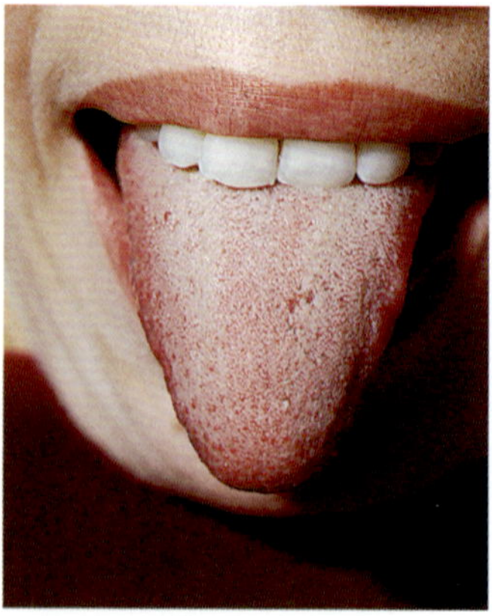

62

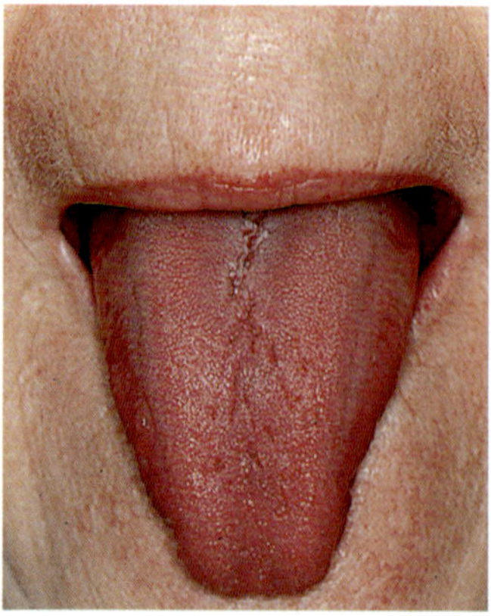

63

3. Der lockere oder klebrige Zungenbelag

Der lockere Zungenbelag liegt leicht, locker und großflockig auf der Zunge (64).
Er ist ein Zeichen für eine Hitze-Fülle und besagt häufig, dass unverdautes Essen schwer im Magen liegt. Es handelt sich hier also um eine Störung im Mittleren Erwärmer.

Ein klebriger Zungenbelag, der sich nicht durch Abkratzen, auch nicht mit der Zahnbürste, entfernen lässt, besteht aus feinen Flocken, die sich meist in der Zungenmitte anhäufen (65).
Dies ist ein Zeichen, dass starke Schleim-Nässe im Körperinneren vorhanden ist. Übrigens ein häufiges Krankheitsbild besonders in westeuropäischen Ländern bei falscher Ernährung und bei adipösen Patienten.

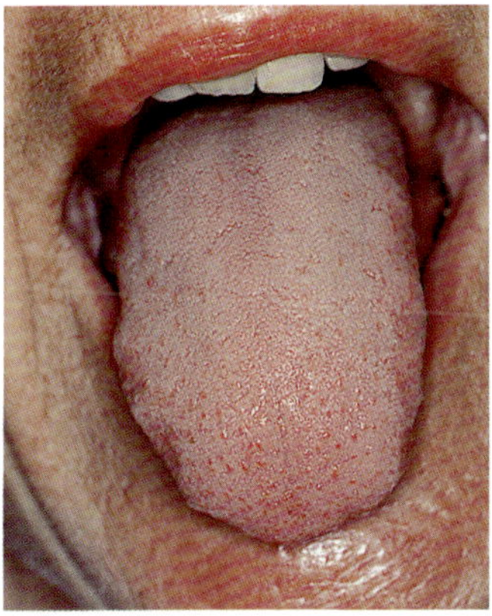

64

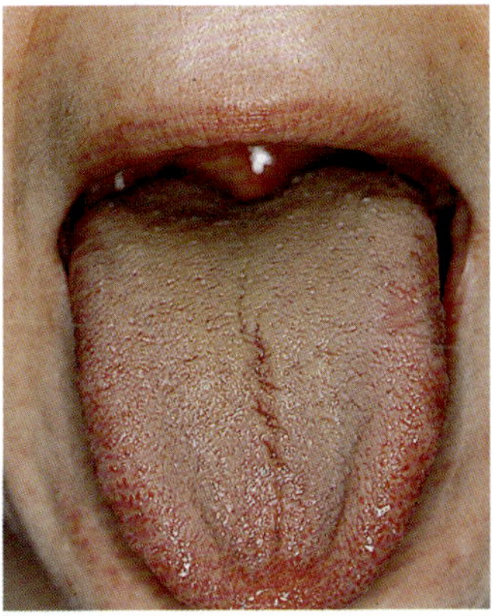

65

4. Der ausgesparte Zungenbelag (»Landkartenzunge«)

Dieser Belag ist nur teilweise vorhanden, teilweise ist er wie eine Landkartenzeichnung ausgespart. Die Flecke ohne Belag sind glatt. Ein solches Zungenbild deutet darauf hin, dass das *Yin* der Leber (66) oder des Magens (67) nicht ausreichend vorhanden ist.

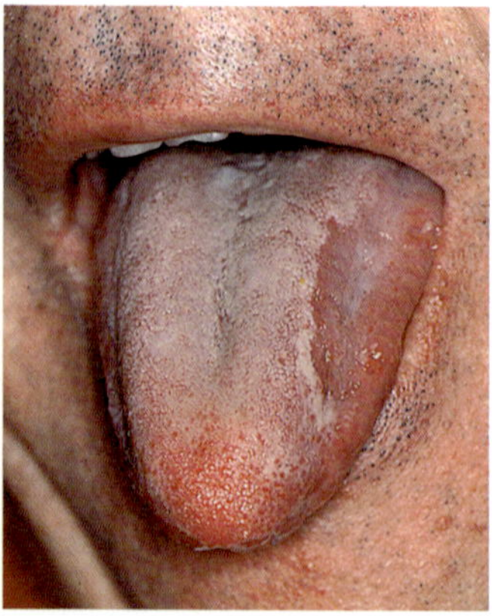

66

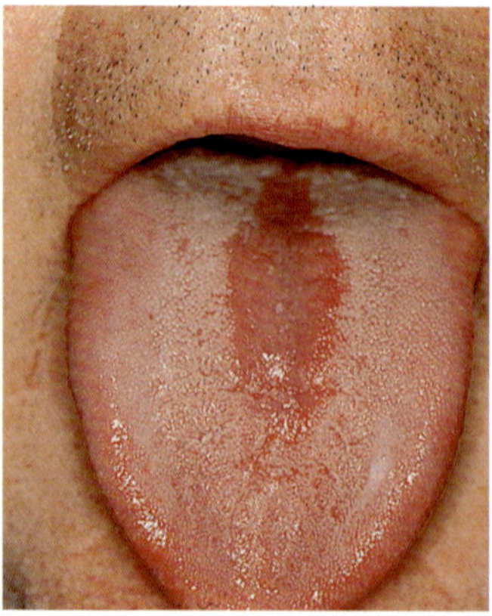

67

Ist der existente Zungenbelag zugleich klebrig und fest haftend zeigt dies, dass sich im Körperinneren Schleim-Nässe nicht natürlich umwandeln und zur Ausscheidung gelangen kann (68) oder dass die Abwehrkraft des Organismus angegriffen ist. In solchen Fällen handelt es sich um eine schwere Erkrankung.

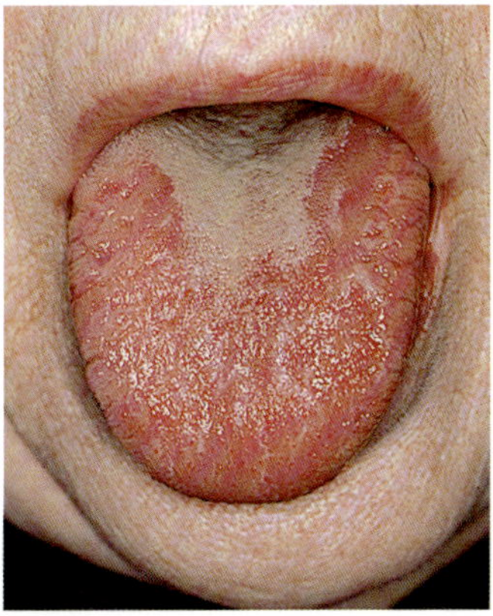

68

Der fehlende Zungenbelag

Die Zunge ohne Belag ist ein Zeichen dafür, dass das *Qi* des Magens und/oder des Darms bzw. der Niere im Leere-Zustand ist. Diese Patientin beispielsweise leidet an einer Divertikulitis und an einer chronischen Zystopyelitis (69).

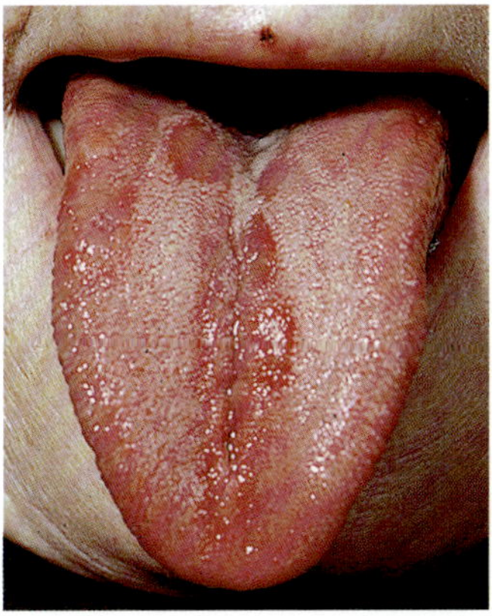

69

6. **Verlaufsbeobachtung** anhand des Zungenbelags: Wenn sich der fehlende Zungenbelag allmählich wieder neu bildet, heißt dies, dass sich das *Qi* des Magens und Darms erholt hat. Wenn bei einer Krankheit zunächst kein Zungenbelag sichtbar ist, plötzlich aber ein Belag erscheint, deutet dies auf eine Besserung oder eine störende Entwicklung im Magen hin. Es kann auch einen starken Befall an störender Nässe-Hitze anzeigen. Hat der Patient am Anfang einer Erkrankung Zungenbelag und dieser verschwindet plötzlich, zeigt dies eine große Schwäche des Magen-*Qi* an, wobei die grundlegenden Lebensprozesse stark beeinträchtigt sind (◘ 70).

Wenn sich ein zunächst dicker dunkler Zungenbelag allmählich zu einem dünnen hellen Belag verändert, zeigt dies an, dass die Krankheitsstörung, das *Xie-Qi*, aus dem Körper verschwindet und dass sich die Erkrankung langsam bessert (◘ 71a–d). Je nach der Dicke oder Dünne des Zungenbelags lässt sich feststellen, ob eine Krankheitsstörung schwer oder leicht ist. Eine feuchte oder trockene Zunge zeigt dabei an, ob genügend Körpersäfte im Organismus vorhanden sind. Ein lockerer oder klebriger Zungenbelag erlaubt

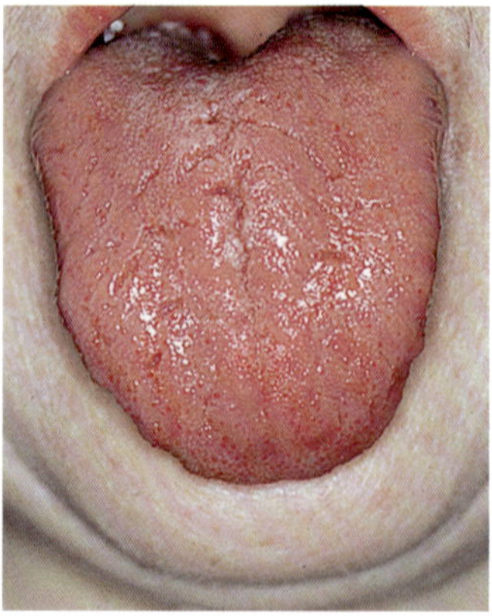

◘ 70

Rückschlüsse auf den Schweregrad der Nässe oder eine Schleimansammlung bzw. eine Schwäche von Milz und Magen. Das Erscheinen oder Verschwinden eines Zungenbelags bedeutet, dass sich eine Erkrankung verschlimmert oder aber bessert.

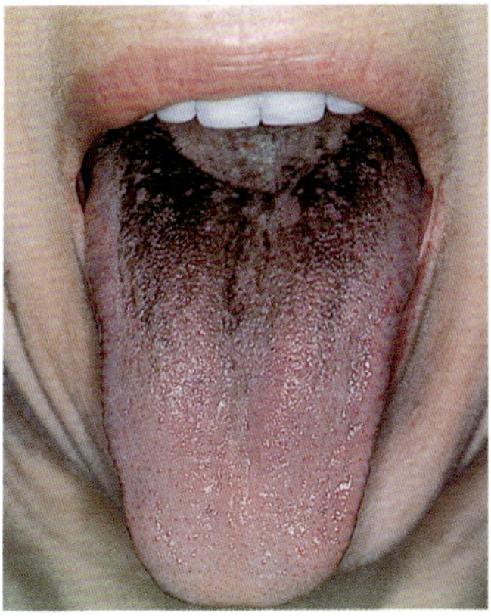

71a

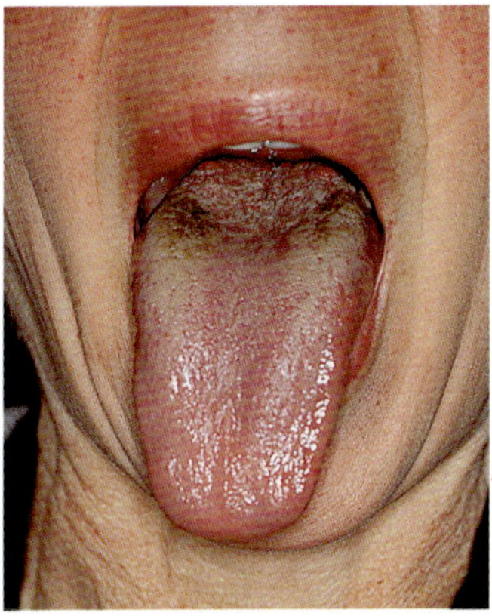

71b

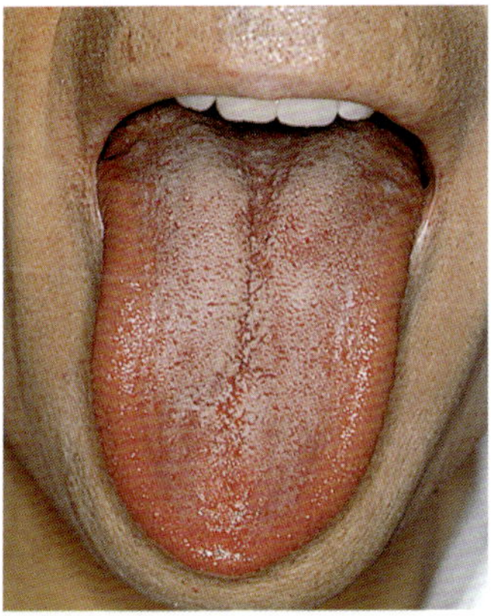

71c

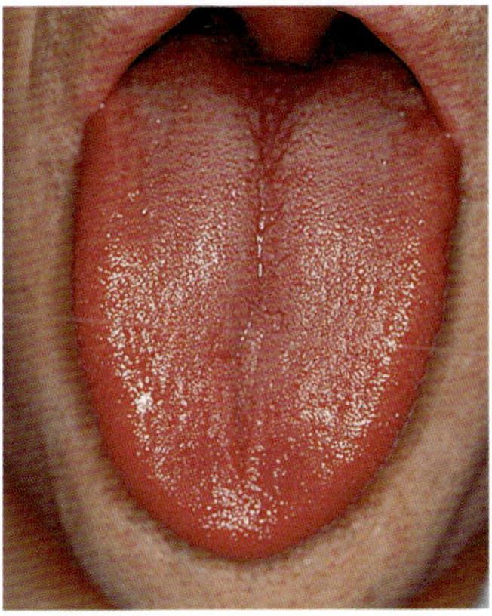

71d

4.3 Zusammenfassung

Bei der Zungendiagnostik berücksichtigt der chinesische Mediziner stets alle Veränderungen

- des Zungenkörpers,
- der Zungenkonsistenz und
- des Zungenbelages.

Die an der Zunge gemachten Beobachtungen werden dabei gemeinsam analysiert, um ein möglichst klares Bild der Krankheit zu bekommen.

Ferner sind sämtliche durch Sehen, Hören, Riechen und durch Fragen, also durch Anamnese und Betasten, gemachten diagnostischen Erhebungen am Patienten sinnvoll auszuwerten und logisch zu einer differenzierenden Syndrom-Diagnose *(Bian-Zheng)* zusammenzufassen.

Danach wird die Therapie ausgerichtet, die als Kräuter-Rezeptur, Diätetik oder Nadel-Moxa-Therapie durchgeführt werden kann.

Klinisch-therapeutischer Teil

Anregungen zur Behandlung
erkennen & behandeln

▶ Kapitel 5–8

5 Praxis

5.1 Vorbemerkung

In den folgenden Abschnitten werden die verschiedenen Zungenbilder, die in Kapitel 4 systematisch analysiert worden sind, mit den Möglichkeiten der Therapie durch

- Akupunktur,
- Phytotherapie (Rezeptur) und
- Ernährungsregulation (Diätetik)

verbunden.

Dabei versteht sich, dass die angegebenen Empfehlungen niemals stereotyp verordnet werden dürfen. Stets ist der ganze individuelle Patient zu berücksichtigen. Das Verwenden der Nadeltherapie setzt gründliche Kenntnisse und manuelle Fertigkeiten voraus, die bei einem Meister des Faches in langen Studienjahren erlernt werden müssen. Die Rezeptur erfordert ebenfalls ein jahrelanges Studium der einzelnen Kräuter und Rezepturen sowie die Fähigkeit zur Anpassung der fernöstlichen Erfahrungen aus über zwei Jahrtausenden an den modernen Europäer, der hinsichtlich der physiologischen Abläufe keinesfalls mit einem Chinesen gleichgesetzt werden darf. Ähnliches gilt für die Diätetik.

Die helle weiße Zunge

72: Die Farbe dieser Zunge ist entschieden heller als die normale Zungenfarbe.
Dies entspricht einem Kältezustand und einem Leere-Zustand. Es ist meist ein Zeichen für eine Schwäche der *Yang*-Funktionen im Körper des so genannten *Yang-Qi* oder aber ein Hinweis dafür, dass das *Qi* und das Blut des Körpers nicht ausreichend vorhanden sind.

Therapie

YANG stärken

Akupunktur-Foramina

- Ma 36 (Moxa)
- Ren Mai 4 und 6 (Moxa)
- Di 4
- Ni 7
- Bl 20 und 23 (Moxa)
- Du Mai 20
- Bl 15
- Mi 10

Chinesische Phytotherapie (Rezeptur)

Zimt-Suppe:
Cinnamomum cassia, Zingiber officinalis, Ziziphus jujuba, Glycyrrhiza uralensi.

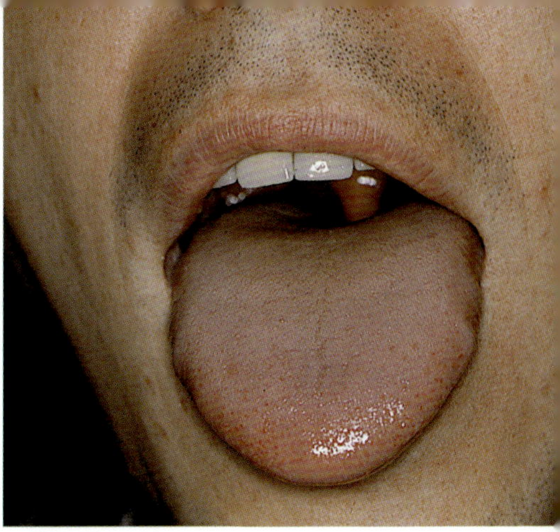

72 ▷ Farbe des Zungenkörpers

Chinesische Diätetik

Zu meiden

Thermisch kalte Lebensmittel (Rhabarber, Südfrüchte, Wassermelone, Joghurt u. a.), Tiefkühlkost, Rohkost, Eis.

Zu empfehlen

Warme Mahlzeiten essen, thermisch warme Lebensmittel aus dem Erd- und Metall-Element verwenden z. B. Lauch, Fenchel, Kürbis, Gemüsepaprika.
Geschmacksrichtung: süß-scharf. Der süße Geschmack befeuchtet, der scharfe erwärmt.

Die rote Zunge

73: Diese Zunge ist sehr rot und entschieden dunkler als eine normale Zunge.
Das entspricht einem Hitzezustand und zeigt gewöhnlich ein inneres Hitze-Fülle-Syndrom an. Eine solche rote Zunge kann aber auch auf eine Leere des *Yin* mit dadurch entstehendem Feuer im Körper hinweisen. Wir sprechen dann von einem **Leere-Feuer**.

Therapie

***Yin* stärken**
Hitze kühlen

Akupunktur-Foramina

- Mi 6
- Ren Mai 4
- Du Mai 14
- Ni 3
- Di 4
- Bl 40
- Bl 23
- Di 11

Chinesische Phytotherapie (Rezeptur)

Rhemannia glutinosa, Poria cocos, Dioscorea batatas, Paeonia suffructicosa, Alisma plantago-aquatica, Cornus officinalis.

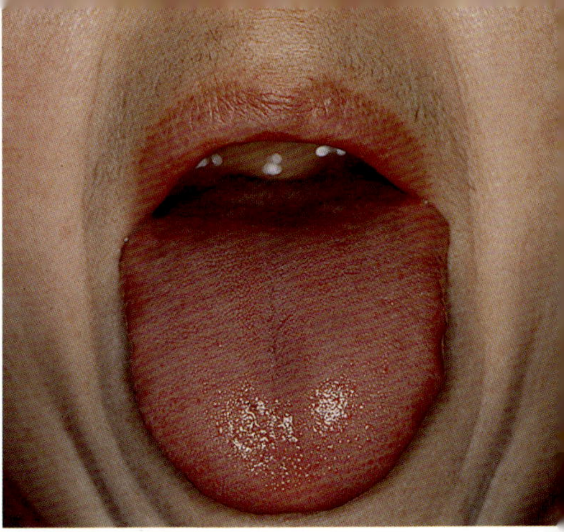

73 ▷ Farbe des Zungenkörpers

Chinesische Diätetik

- **Zu meiden**

Nahrungsmittel mit heißem, austrocknendem Charakter, insbesondere heiße, alkoholische Getränke, stark gegrilltes Fleisch und bitter-scharfe Gewürze.

- **Zu empfehlen**

Kühlende und erfrischende Nahrungsmittel aus dem Holz-Element wie z. B. alle Sauermilchprodukte, Tomate, Ananas, Rhabarber, sowie aus dem Erd-Element, wie z. B. Gurke, Banane, Mango, Wassermelone und Gemüsesorten wie Broccoli, Blumenkohl, Auberginen.

Die rote Zunge

74: Die rote Zunge entspricht einer übermäßigen Hitze im Inneren des Organismus.

Meist liegt hier zunächst eine äußerlich ansteckende Hitzeerkrankung vor, bei der die Hitzestörung später die pathologischen Zustände des so genannten *Ying-Fen* oder *Xue-Fen* hervorgerufen hat. Dies sind bereits sehr ernste lebensbedrohliche Erkrankungen. Wenn eine solche Zunge bei einem chronisch kranken Patienten auftritt, zeigt sie gewöhnlich eine *Yin*-Leere mit starkem Feuer, ein so genanntes Leere-Feuer an.

Therapie

YIN stärken

HITZE kühlen

Akupunktur-Foramina

- Mi 6
- Bl 25
- Di 11
- Le 2
- Du Mai 14
- Bl 23
- Di 4

Chinesische Phytotherapie (Rezeptur)

Rhemannia glutinosa, Ophiopogon japonicus, Ziziphus jujuba (rote Datteln), Gypsum ($CaSO_4$), Nelumbo nucifera, Coptis chinensis, Lonicera japonica, Glycyrrhiza uralensis.

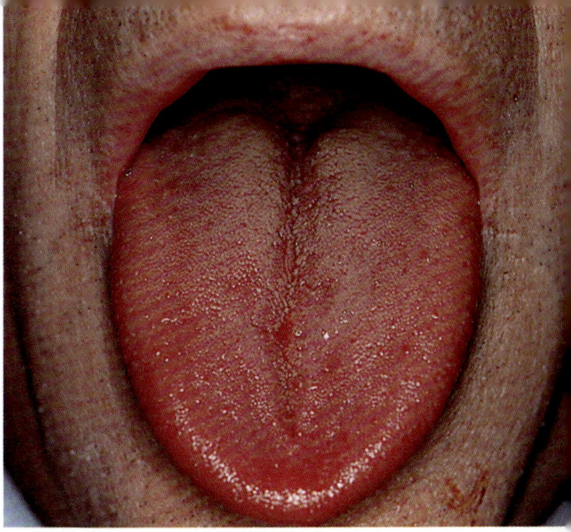

74 ▷ Farbe des Zungenkörpers

Chinesische Diätetik

- **Zu meiden**

Nahrungsmittel mit heißem, austrocknendem Charakter, insbesondere heiße, alkoholische Getränke, stark gegrilltes Fleisch und bitter-scharfe Gewürze.

- **Zu empfehlen**

Kühlende und erfrischende Nahrungsmittel aus dem Holz-Element wie z.B. alle Sauermilchprodukte, Tomate, Ananas, Rhabarber, sowie aus dem Erd-Element, wie z.B. Gurke, Banane, Mango, Wassermelone und Gemüsesorten wie Broccoli, Blumenkohl, Auberginen u.a.m.

Die dunkelrote Zunge

75: Je tiefer die Färbung der roten oder dunkelroten Zunge ist, um so stärker ist die Einwirkung der Hitzestörung. Bei diesem Patienten, der früher drogenabhängig gewesen ist, läuft zudem die Mittelfurche der Zunge bis zur Zungenspitze, die sie spaltet, was auf eine ernste Herzstörung hinweist.

Therapie

YIN stärken
HITZE vertreiben
HERZ beruhigen

Akupunktur-Foramina

- Mi 6
- Bl 23, 15 und 14
- He 3 und 7
- Ni 3
- Ren Mai 4 und 14
- Du Mai 14
- Le 2
- Di 11

Chinesische Phytotherapie (Rezeptur)

Rhemannia glutinosa und fermentata (*Sheng Di* und *Shu Di*), Poria cocos, Ziziphus jujuba (rote chinesische Dattel), Trichosanthes Kirilowii, Ophiopogon japonicus, Asparagus cochinchinensis, Angelica sinensis, Paeonia lactiflora.

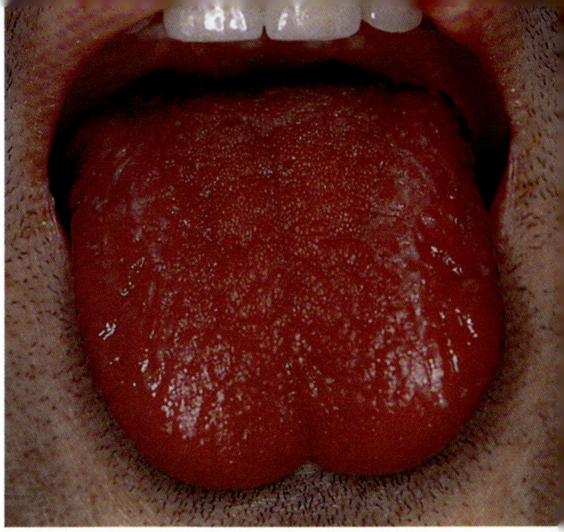

75 ▷ Farbe und Form des Zungenkörpers

Chinesische Diätetik

- **Zu meiden**

Vor allem thermisch heiße Lebensmittel aus dem Feuerelement, d. h. starke Gewürze, Alkohol, Kaffee, gegrilltes Fleisch; auch thermisch heiße Lebensmittel aus dem Element Erde und Metall (z. B. Fenchel, Zimt, Cayennepfeffer, Pfeffer, hochprozentige Getränke wie Korn, Whisky, Kirschwasser).

- **Zu empfehlen**

Thermisch kalte und erfrischende Lebensmittel (Joghurt, Buttermilch, Kopfsalat, Früchte und Südfrüchte). Erfrischende Lebensmittel aus dem Feuerelement (Artischocke, Chicorée, Löwenzahn) mit der Geschmacksrichtung: bitter.

Die blaugrün-violette Zunge

76: Bei einer solchen Zunge ist die Farbe grünlich blau-violett oder es findet sich auf der Zunge eine blau-violette Verfärbung bzw. grün-violette Flecke oder Punkte. Diese chinesische Patientin, die von mir in Shanghai am **Hua-Dong** Krankenhaus behandelt wurde, leidet an einer Gerinnungsstörung des Blutes infolge einer Thrombopenie mit Blutungen in die Gelenke.
Das Bild der blau-violetten Zunge kann entweder für eine Hitze- oder Kälteeinwirkung sprechen.
77: Wenn die **blau-violette Färbung** dunkel ist und die Zunge trocken, so entspricht das einer Hitze-Einwirkung.

Therapie

Blutstauung auflösen
Lungenhitze vertreiben

Akupunktur-Foramina

76
- Mi 10
- Bl 17
- Di 4 und 11
- Bl 20
- Ren Mai 12 (und lokale Gelenksforamina).

77zusätzlich:
- Lu 7 und 1
- Bl 12,13

Chinesische Phytotherapie (Rezeptur)

76: Carthamus tinctorius, Curcuma aromatica, Glechoma longituba, Poria cocos, Dioscorea batatas, Angelica sinensis, Atractylodes macrocephala.

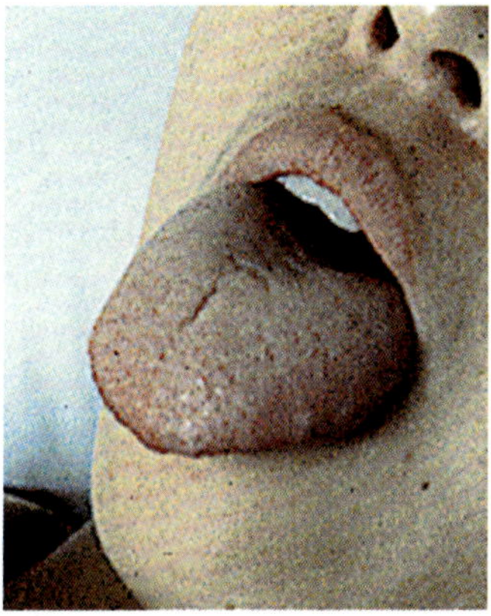

76 ▷ Farbe des Zungenkörpers

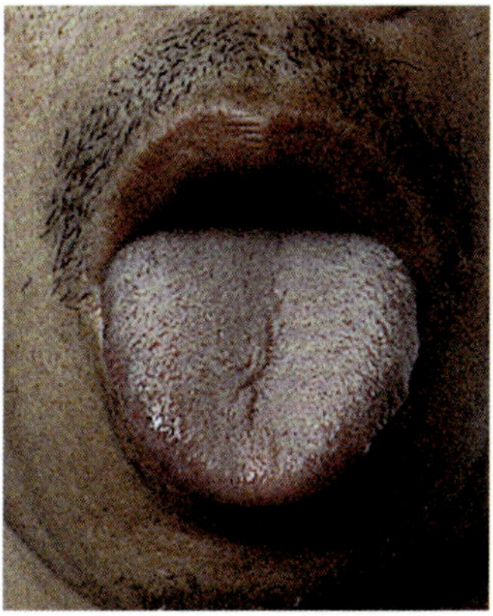

77 ▷ Farbe des Zungenkörpers

77: Ephedra sinica, Dioscorea batatas, Curcuma aromatica, Trichosanthes Kirilowii, Poria cocos, Glycyrrhiza uralensis.

Chinesische Diätetik

- **Zu meiden**

Thermisch warme und heiße Lebensmittel, austrocknende Lebensmittel aus dem Feuerelement, heiße Lebensmittel aus dem Metall-Element.

- **Zu empfehlen**

Thermisch erfrischende Lebensmittel aus dem Metall-Element (Wirkung auf Lunge und Dickdarm), z. B. Radieschen, Rettich, Kresse, Kohlrabi, Pfefferminze. Viel Trinken (Wasser, Pfefferminztee).

Die violette Zunge

78: Ist die Zungenfarbe heller und ist die Zunge feucht, spricht es eher für eine Kälte-Störung innerhalb einer Funktions- und Blutstockung. Insgesamt ist die **violette Zunge** ein häufig zu findendes diagnostisches Zeichen bei der Blutstauung (chinesisch *Xue-Yu*). Die **gelben Punkte** auf der Zunge zeigen eine so genannte innere »eingesperrte Hitze« an.

Therapie

BLUTSTAUUNG auflösen
NÄSSE ausscheiden
KÄLTE vertreiben
INNERE HITZE befreien

Akupunktur-Foramina

- Mi 6 und 9
- Di 11
- Bl 17
- Mi 10
- Di 4
- Ren Mai 6, 12
- Bl 20, 23

Chinesische Phytotherapie (Rezeptur)

Curcuma zedoaria, Carthamus tinctorius, Dioscorea batatas, Astragalus membranaceus, Angelica sinensis, Poria cocos, Alisma plantago-aquatica.

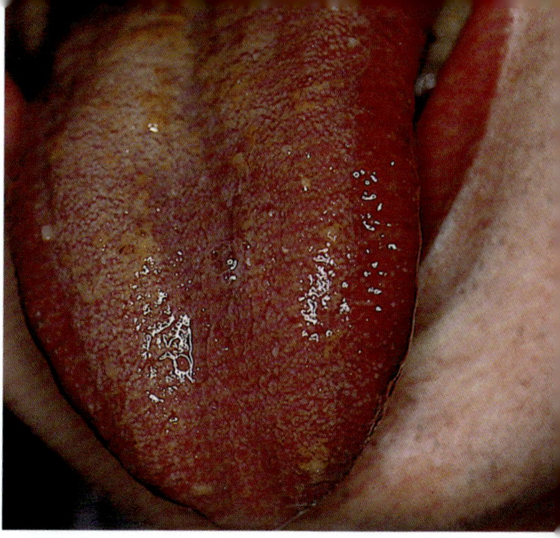

78 ▷ Farbe des Zungenkörpers, Farbe und Konsistenz des Belags

Chinesische Diätetik

Zu meiden

Thermisch kalte und erfrischende Lebensmittel, zu süße Lebensmittel aus dem Erd-Element, da diese befeuchtend wirken.

Zu empfehlen

Thermisch warme Lebensmittel, Metall-Lebensmittel, z. B. Frühlingszwiebel, Lauch, Meerrettich, Zwiebel sowie Feuer-Lebensmittel wie z. B. Ziegenkäse, Oregano, Kakao, Kaffee.

Die faltige, grobe Zunge

79: Die faltige, grobe Zunge mit vielen Rillen und Spalten nennt man in der chinesischen Medizin eine »alte« Zunge. Sie entspricht meist einem Fülle-Syndrom und einem Hitze-Syndrom.
Bei 80 besteht zudem eine Schleim-Blockierung mit Herz-Feuer (rote Papillae filiformes an der Zungenspitze).

Therapie

KÖRPERSÄFTE erzeugen
HITZE kühlen
***YIN* stärken**

Akupunktur-Foramina

- Di 4 und 11
- Bl 23 und 25
- Ren Mai 4,12 und 21
- Ma 36
- Ni 3 und 7

Bei 80 zusätzlich
- Ma 40, He 7

Chinesische Phytotherapie (Rezeptur)

Panax Ginseng (Radix Ginseng), Codonopsis pilosula, Astragalus membranaceus, Rhemannia glutinosa, Bupleurum chinense, Ziziphus jujuba (rote Datteln), Glycyrrhiza uralensis.
Bei 80 zusätzlich: Trichosanthes Kirilowii, Poria cocos.

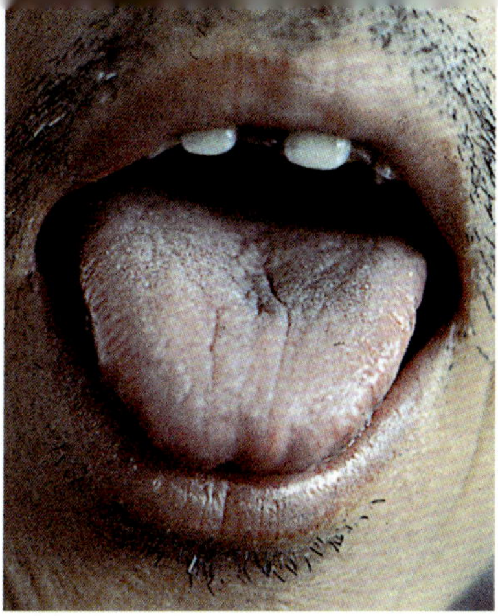

79 ▷ Form des Zungenkörpers

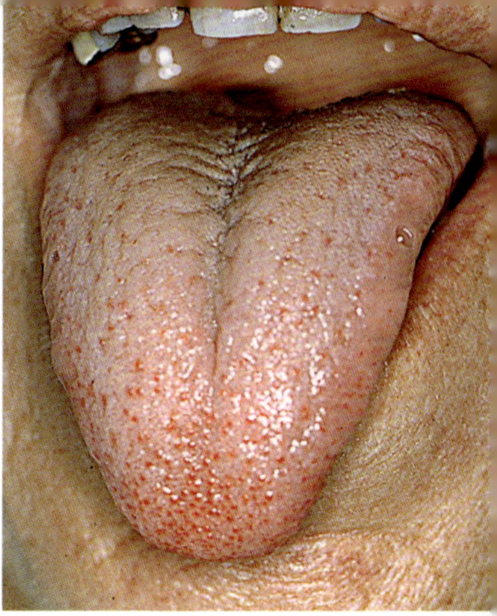

80 ▷ Form des Zungenkörpers

Chinesische Diätetik

- **Zu meiden**

Scharfe und bittere Speisen aus dem Feuer- und Metall-Element, wie z. B. Chilli und Zwiebeln.

- **Zu empfehlen**

Thermisch neutrale und erfrischende Lebensmittel, wenig kalte Lebensmittel, viel trinken. Lebensmittel aus dem Holz- und Erd-Element.
Geschmack: süßsauer.

Die zarte, feine Zunge

81: Eine zarte, feine Zunge wird von der chinesischen Medizin eine »junge« Zunge genannt. Sie kann einen Leere-Zustand oder einen Leere-Kälte-Zustand anzeigen. Die hier abgebildete Zunge ist zwar weitgehend normal, zeigt aber doch bereits eine leichte Leere und eine Kälteeinwirkung an.

Therapie

LEERE auffüllen
KÄLTE vertreiben
***YANG* stärken**

Akupunktur-Foramina

- Ma 36
- Bl 20 und 23
- Ren Mai 6
- Bl 15
- Ni 7
- Pe 6

Chinesische Phytotherapie (Rezeptur)

Angelika sinensis, Dioscorea batatas, Atractylodes macrocephala, Glycyrrhiza uralensis, Ziziphus jujuba (rote Datteln).

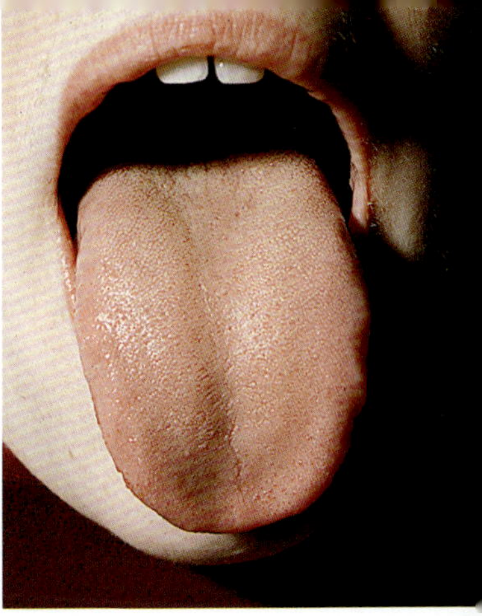

81 ▷ Form des Zungenkörpers

Chinesische Diätetik

- **Zu meiden**

Thermisch kalte und erfrischende Lebensmittel, Tiefkühlkost, Rohkost, Südfrüchte und Joghurt im Winter, bitter-saurer Geschmack.

- **Zu empfehlen**

Thermisch warme Lebensmittel aus dem Erd-Element; süß-scharfer Geschmack.

Die geschwollene Zunge

◘ 82: Diese Zunge ist größer und dicker als die normale Zunge. Wenn die Farbe einer geschwollenen Zunge hellweiß ist, deutet das auf eine Leere des *Yang* von Milz und Magen.
◘ 83: Bei der Patientin sind außerdem Zahnabdrücke als Zeichen einer starken *Yang*-Leere sichtbar. Ferner besteht hier eine Schleim-Blockierung im Mittleren und Unteren Erwärmer.

Therapie

YANG stärken
MILZ stärken
MAGEN stärken

Akupunktur-Foramina

- Ma 36
- Bl 20 und 23
- Ren Mai 4 und 6 (Moxa)
- Di 4 und 11

Bei ◘ 83 zusätzlich
- Mi 6, Mi 10, Ma 40

Chinesische Phytotherapie (Rezeptur)

Zingiber officinalis, Dioscorea batatas, Astragalus membranaceus, Codonopsis pilosula, Glycyrrhiza uralensis, Atractylodes macrocephala, Cinnamomum cassia, Poria cocos.
Bei ◘ 83 zusätzlich: Angelica sinensis, Pinellia ternata.

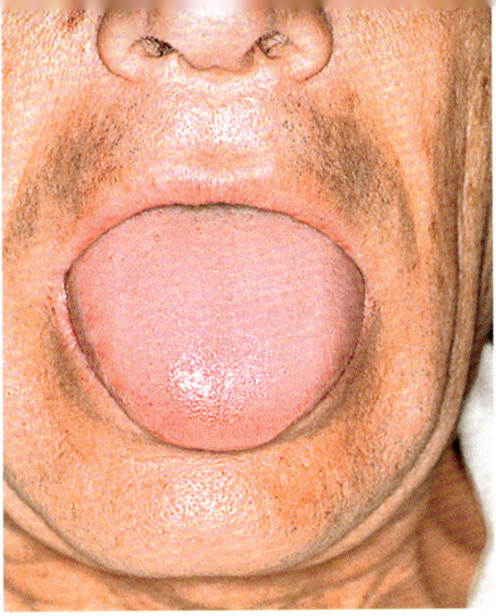

82 ▷ Form des Zungenkörpers

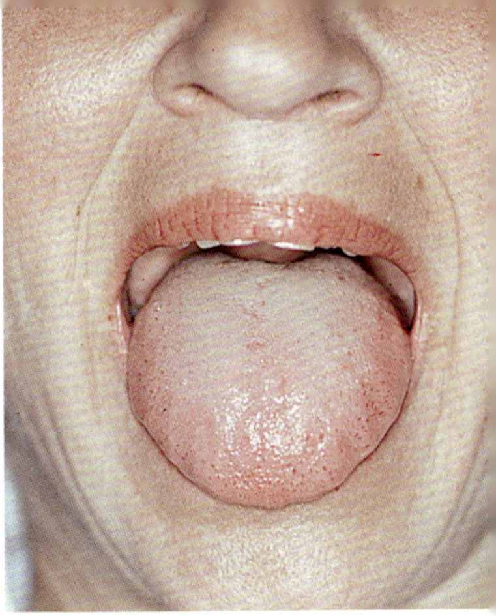

83 ▷ Form des Zungenkörpers

Chinesische Diätetik

- **Zu meiden**

Thermisch kalte und erfrischende Nahrungsmittel v.a. aus dem Holz-Element (saurer Geschmack), Milchprodukte.

- **Zu empfehlen**

Thermisch erwärmende und heiße Lebensmittel aus dem Erd-Element (z. B. Fenchel, Zimt, Kartoffel, Kürbis),
warme Mahlzeiten, geröstetes Getreide.

Die geschwollene Zunge

84: Ist die geschwollene Zunge rot, zeigt dies, dass im Körperinneren Hitze vorhanden ist, oder aber es weist auf das reichliche Vorhandensein von störender giftiger Hitze bzw. Hitze-Gift im Inneren hin, wie die chinesische Medizin sagt. Da hier außerdem Zahnabdrücke sichtbar sind, verbindet sich die *Yin*-Leere mit einer *Yang*-Leere.

Therapie

Yin stärken
Hitze ausscheiden
Yang stärken

Akupunktur-Foramina

- Mi 6
- Ma 36 (Moxa)
- Di 4 und 11
- Ni 3
- Bl 23 und 15
- Ren Mai 4
- Du Mai 14

Chinesische Phytotherapie (Rezeptur)

Ophiopogon japonicus, Asparagus chochinchinensis, Ziziphus jujuba (rote Datteln), Angelica sinensis, Rhemannia glutinosa, Trichosanthes kirilowii, Glycyrrhiza uralensis.

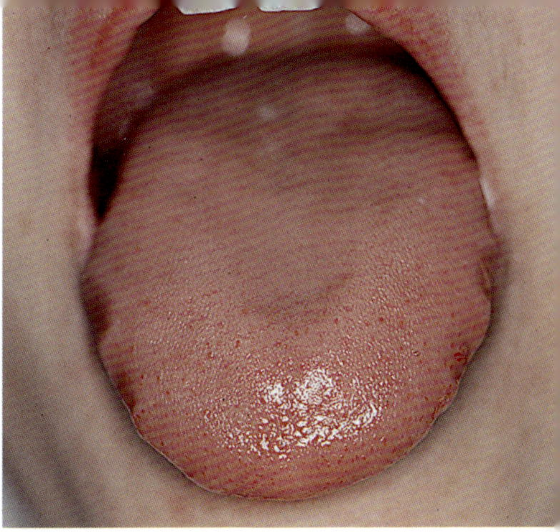

84 ▷ Form des Zungenkörpers

Chinesische Diätetik

- **Zu meiden**

Thermisch sehr kalte und sehr heiße Lebensmittel. Lebensmittel aus dem Feuerelement.

- **Zu empfehlen**

Getreide mit süßem Geschmack (Weizen, Gerste, Buchweizen, Hirse, Sojasprossen), Getreide mit salzigem Geschmack, erfrischende Lebensmittel, Rohkost und Milchprodukte. Wassermelone, Gurke.

Die dünne Zunge

85: Eine dünne, kleine Zunge, deren Zungenkörper hell ist, weist meist auf einen Mangel an *Qi* und Blut hin oder sie zeigt an, dass Herz und Milz beide im Zustand der Leere sind. Dieses Syndrom wird häufig bei jüngeren intellektuell betonten Menschen mit aus der Syndrom-Situation resultierenden psychosomatischen Störungen angetroffen.

Therapie

Qi und Blut stärken
Milz und Herz stärken

Akupunktur-Foramina

- Ma 36
- Ren Mai 4, 12 und 6
- Bl 20, 15 und 23
- Mi 10 und 6
- Ni 7
- He 7

Chinesische Phytotherapie (Rezeptur)

Dioscorea batatas, Ziziphus jujuba, Poria cocos, Glycyrrhiza uralensis, Rhemannia glutinosa, Panax Ginseng, Astragalus membranaceus, Atractylodes macrocephala, Cinnamomum cassia.

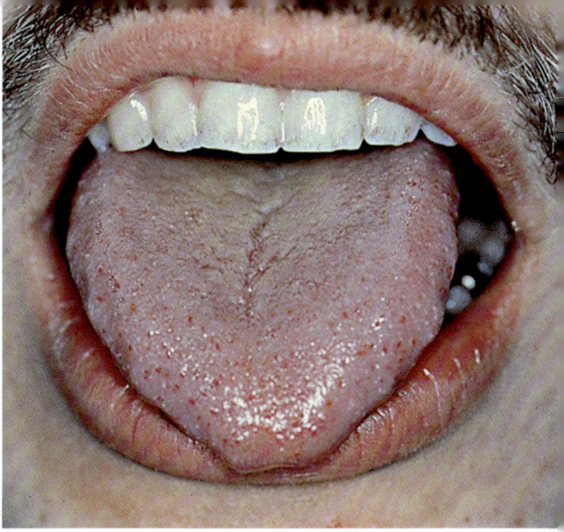

85 ▷ Form des Zungenkörpers

Chinesische Diätetik

- **Zu meiden**

Bittere Nahrung, die austrocknend wirkt (starker Kaffee, Rotwein, Hochprozentiges), üppige Mahlzeiten, zu fettes Essen.

- **Zu empfehlen**

Süße (befeuchtende) Erd-Nahrung (z. B. Fenchel, Gemüsepaprika), saure (Säfte erzeugende) Holz-Nahrung (z. B. Tomate).

Die dunkelrote, dünne und kleine Zunge

86: Eine solche Zunge entspricht einer allgemeinen *Yin*-**Leere** im Körper mit Hitze-Fülle, wobei die Körpersäfte und -strukturen bereits vermindert und geschädigt sind. Dies ist ein Zeichen, dass die vorliegende Erkrankung ernst zu nehmen ist. Der hier abgebildete Patient (70 Jahre alt) leidet an Hypertonie, Schlaflosigkeit, starker Nervosität, Durst.

Therapie

***YIN* stärken**
HITZE ausscheiden

Akupunktur-Foramina

- Mi 6
- Bl 23 und 25
- Ni 3 und 7
- Du Mai 14
- Ren Mai 4
- Di 4 , 11

Chinesische Phytotherapie (Rezeptur)

Angelica sinensis, Ophiopogon japonicus, Asparagus chochinchinensis, Glycyrrhiza uralensis, Rhemannia glutinosa, Anemarrhena asphodeloides, Pueraria lobata, Panax Ginseng.

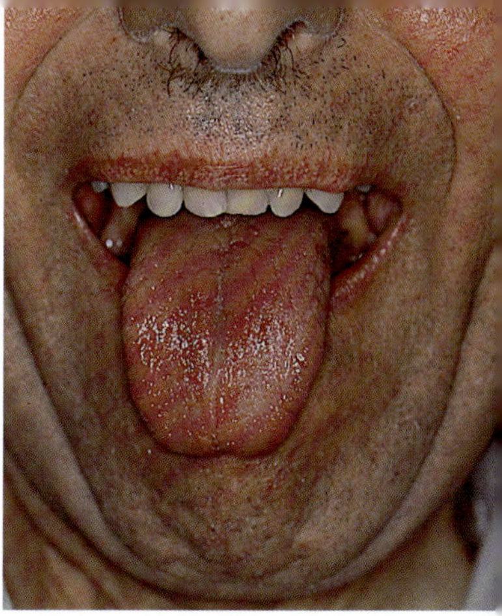

86 ▷ Farbe und Form des Zungenkörpers

Chinesische Diätetik

- **Zu meiden**

Scharfe und bittere Nahrung, thermisch heiße Lebensmittel aus dem Feuer- und Metall-Element (gegrilltes Fleisch, Bitter-Liköre, Pfeffer).

- **Zu empfehlen**

Neutrale und erfrischende Lebensmittel, wenig thermisch kalte Lebensmittel, grüne Gemüse.

Die rissige Zunge

87: Zeigt die Zunge multiple, kreuz und quer verlaufende Risse und Rillen, so spricht die chinesische Medizin von einer rissigen Zunge. Ist eine solche rissige Zunge dunkelrot, zeigt dies das Vorhandensein sehr starker Hitze im Körper an. Ist eine solche Zunge hell und weiß, bedeutet dies einen Mangel an *Yin* und Blut. 88: Es ist stets eine ernste, meist chronisch verlaufende Störung. Die tiefe Furche in der Zungenmitte zeigt eine schwere chronische bzw. sogar konstitutionelle Störung im Mittleren Erwärmer.

Therapie

***Yin* und Blut stärken**
Hitze vertreiben

Akupunktur-Foramina

- Mi 6
- Ma 36
- Bl 23 und 12
- Le 2
- Ren Mai 4 und 12
- Du Mai 14
- Mi 10
- Di 4, 11

Chinesische Phytotherapie (Rezeptur)

Angelica sinensis, Ophiopogon japonicus, Trichosanthes Kirilowii, Bupleurum chinense, Asparagus cochinchinensis, Glycyrrhiza uralensis, Rhemannia fermentata.

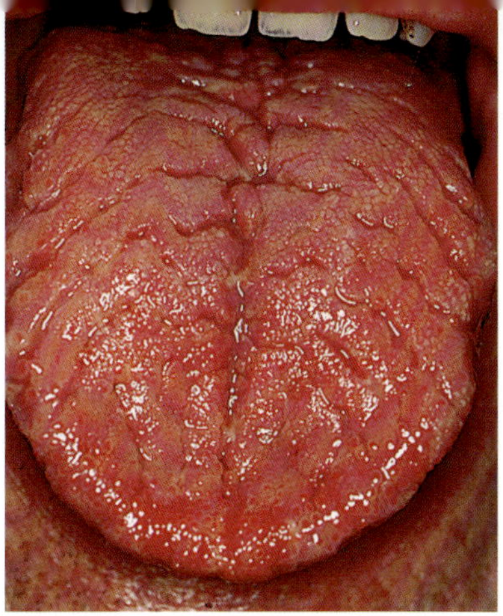

87 ▷ Form des Zungenkörpers

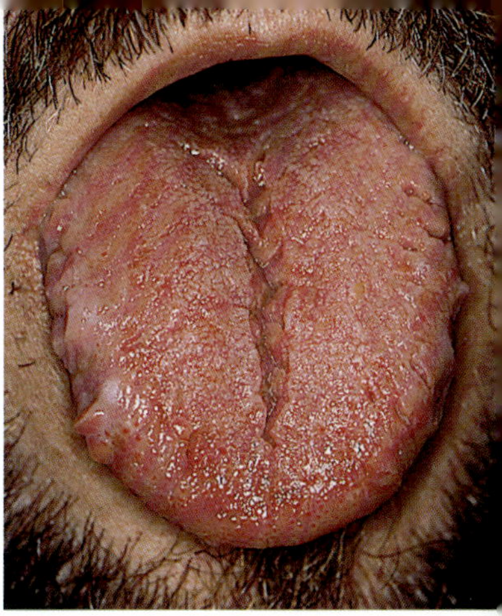

88 ▷ Form des Zungenkörpers

Chinesische Diätetik

- **Zu meiden**

Scharfe und bittere Lebensmittel aus dem Metall- bzw. Feuer-Element, thermisch warme und heiße Lebensmittel, z. B.

- **Zu empfehlen**

Neutrale und erfrischende Lebensmittel, wenig kalte Lebensmittel, Geschmacksrichtung; süß, etwas sauer und salzig.

Die Zunge mit Zahnabdrücken

89: Zahnabdrücke an beiden Rändern der Zunge sieht man meist bei einer geschwollenen Zunge. Die Zähne drücken dann auf die Zunge, weil diese für die Mundhöhle zu groß und dick geworden ist. Ein solches Zungenbild entspricht stets einem Leere-Zustand. Man findet es vor allem bei Patienten, die an einer Leere des *Qi* oder *Yang-Qi* leiden. Eine solche Zunge kann sich sehr rasch, bei akuter Erschöpfung des Patienten sogar in wenigen Stunden entwickeln.

Therapie

YANG und QI stärken

Akupunktur-Foramina

- Ma 36 (Moxa)
- Ren Mai 6 (Moxa) und 12
- Bl 20 und 23 (Moxa)
- He 5
- Bl15

Chinesische Phytotherapie (Rezeptur)

Cervus nippon, Panax Ginseng, Dioscorea batatas, Astragalus membranaceus, Poria cocos, Angelica sinensis, Glycyrrhiza uralensis, Zingiber officinalis (trockene Wurzel), Cinnamomum cassia.

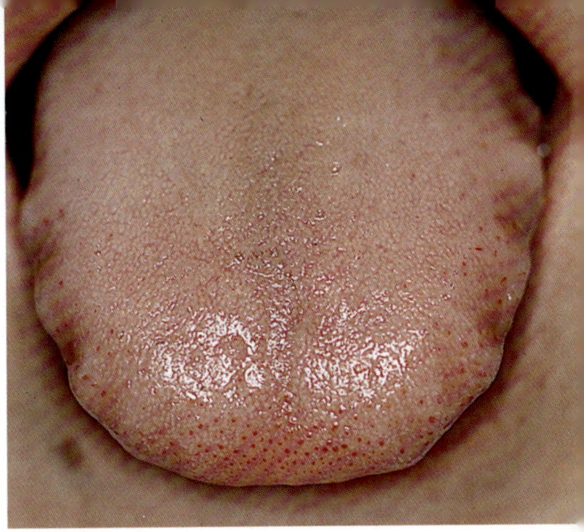

89 ▷ Form des Zungenkörpers

Chinesische Diätetik

- **Zu meiden**

Tiefkühlkost, Rohkost, Südfrüchte im Winter, thermisch kalte Speisen aus dem Holz-Element.

- **Zu empfehlen**

Neutrale und erwärmende Lebensmittel, süße (z. B. Vollkornbrot) und scharfe (z. B. Senf) Lebensmittel aus dem Erd- und Metall-Element.

Die körnige oder stachlige Zunge

90: Eine körnige und trockene Zunge weist meistens auf eine starke äußere Hitzeeinwirkung hin. Je stärker die äußere Hitze ist, umso größer werden die Erhebungen der fadenförmigen Zungenpapillen. Gelegentlich kann auch eine im Körper selbst entstandene innere Hitze die Ursache für eine solche körnige Zunge mit vergrößerten Zungenpapillen sein. Erscheinen die körnigen Zungenpapillen an der Zungenspitze deutet das auf ein Herz-Feuer bei einer Herz-*Yin*-Leere hin. Sitzen sie an den Rändern der Zunge, spricht das für starkes Feuer in Leber und Gallenblase. Finden sie sich vor allem in der Zungenmitte, weist dies auf exzessive Hitze im Magen und Darm. Hier besteht ersichtlich am klebrigen weißen Belag auch eine zusätzliche leichte Schleimansammlung.

Therapie

Herz-Hitze kühlen
Schleim umwandeln

Akupunktur-Foramina

- Ni 3
- Ren Mai 4 und 14
- Du Mai 14
- Mi 6
- Di 11
- Bl 23 und 15
- He 3, 7

Chinesische Phytotherapie (Rezeptur)

Bupleurum chinense, Pinellia ternata, Poria cocos, Paeonia lactiflora, Glycyrrhiza uralensis, Rhemannia glutinosa, Ophiopogon japonicus, Citrus aurantium.

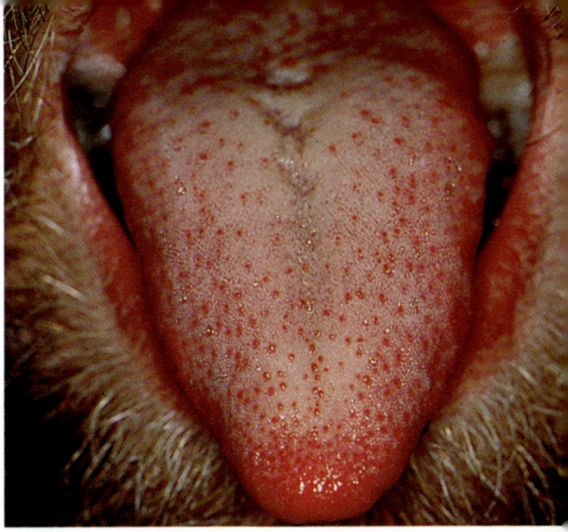

90 ▷ Form des Zungenkörpers

Chinesische Diätetik

- **Zu meiden**

Bitter-scharfen Geschmack (Feuer- und Metall-Lebensmittel), thermisch heiße und warme Lebensmittel.

- **Zu empfehlen**

Grüner Tee, Wassermelone, generell viel trinken,
kalte, erfrischende und neutrale Lebensmittel aus dem Holz- und Erd-Element (Birne, Südfrüchte u.a.).

Körnige Papillen

91: Erscheinen die körnigen Zungenpapillen an der Zungenspitze, deutet das auf ein Herz-Feuer bei einer Herz-*Yin*-Leere hin.

Therapie

Hitze kühlen
Feuer ableiten
Herz beruhigen
***Yin* stärken**

Akupunktur-Foramina

- Mi 6
- He 3
- Ren Mai 4
- Bl 15
- Bl 23

Chinesische Phytotherapie (Rezeptur)

Gardenia jasminoides, Rhemannia glutinosa, Coptis chinensis, Ziziphus jujuba, Glycyrrhiza uralensis, Ophiopogon japonicus.

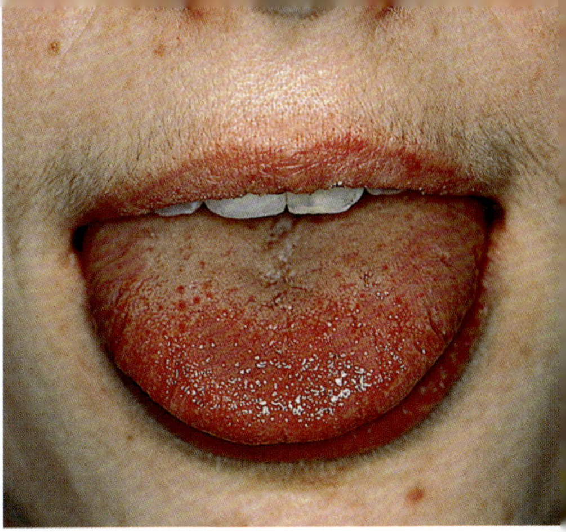

91 ▷ Form des Zungenkörpers

Chinesische Diätetik

• Zu meiden

Heiße und warme Lebensmittel aus dem Feuerelement wie Kaffee, Kakao, hochprozentige Alkoholika, Rotwein, gegrilltes Fleisch u.a. heiße und warme Lebensmittel aus dem Metallelement, wie z.B. Zwiebeln, Knoblauch.

• Zu empfehlen

Viel Wasser trinken, Wassermelone, neutrale und erfrischende Lebensmittel aus dem Holz-Element (z.B. Grünkern) und dem Erd-Element (z.B. Mais, Blumenkohl, Broccoli).

Körnige Zunge

92a: Sitzen die körnigen Zungenpapillen an den Rändern der Zunge, spricht das für starkes Feuer in Leber und Gallenblase.

Therapie

Hitze kühlen
Leber beruhigen
***Yin* stärken**

Akupunktur-Foramina

- Le 2
- Du Mai 14
- Mi 6
- Bl 18
- Le 14

Chinesische Phytotherapie (Rezeptur)

Bupleurum chinense, Paeonia lactiflora, Frittillaria cirrhosa, Allium macrostemon, Glycyrrhiza uralensis, Poria cocos, Paeonia lactiflora.

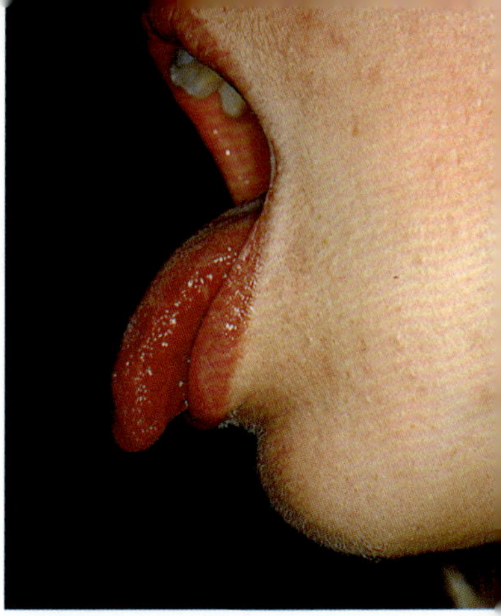

92a ▷ Form des Zungenkörpers

Chinesische Diätetik

- **Zu meiden**

Heiße und warme Lebensmittel aus dem Feuerelement wie Kaffee, Kakao, hochprozentige Alkoholika, Rotwein, gegrilltes Fleisch u.a.

- **Zu empfehlen**

Viel Wasser trinken, Wassermelone, erfrischende und kalte Holz-Lebensmittel (z.B. Buttermilch, Joghurt, Sauerkraut, Tomate, Ananas u.a.).

Körnige Papillen

92b: Die körnigen Papillen finden sich vor allem in der Zungenmitte, dies weist auf exzessive Hitze in Magen und Darm (Mittlerer Erwärmer) hin.

Therapie

Hitze kühlen
Mittleren Erwärmer stärken
***Yin* stärken**

Akupunktur-Foramina

- Ma 44
- Ren Mai 25
- Di 11
- Ma 37
- Bl 25
- Di 4
- Ma 25
- Bl 20

Chinesische Phytotherapie (Rezeptur)

Gardenia jasminoides, Poria cocos, Ziziphus jujuba, Ophiopogon japonicus, Glycyrrhiza uralensis, Angelica sinensis, Paeonia lactiflora.

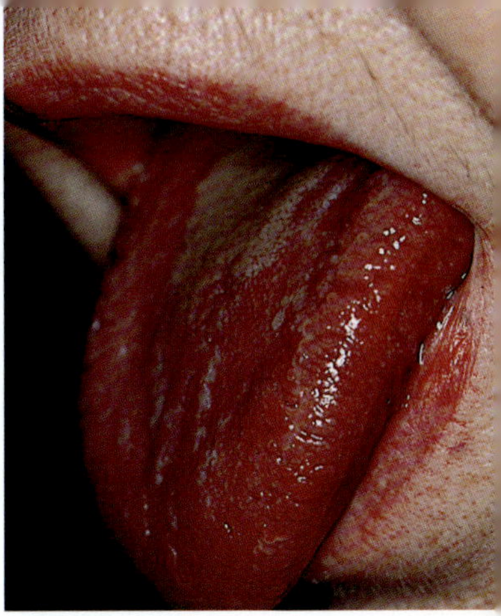

92b ▷ Form des Zungenkörpers

Chinesische Diätetik

- **Zu meiden**

Heiße und warme Lebensmittel aus dem Feuerelement wie Kaffee, Kakao, hochprozentige Alkoholika, Rotwein, gegrilltes Fleisch u. a.

- **Zu empfehlen**

Viel Wasser trinken, Wassermelone, thermisch neutrale und erfrischende Lebensmittel aus dem Erd-Element (z. B. Hirse, Mais, Kohl).

Körnige Papillen (Zungenspitze)

93: Je mehr sich die körnigen Papillen zur Zungenspitze verschieben, umso mehr ist der **Obere Erwärmer** (Herz, Lunge, Perikard) beteiligt.

Therapie

Hitze kühlen
Feuer ableiten
Herz beruhigen
***Yin* stärken**

Akupunktur-Foramina

- Mi 6
- He 3
- Ren Mai 4
- Bl 15
- Bl 23
- Du Mai 14

Chinesische Phytotherapie (Rezeptur)

Gardenia jasminoides, Rhemannia glutinosa, Coptis chinensis, Poria cocos, Ziziphus jujuba, Glycyrrhiza uralensis, Ophiopogon japonicus.

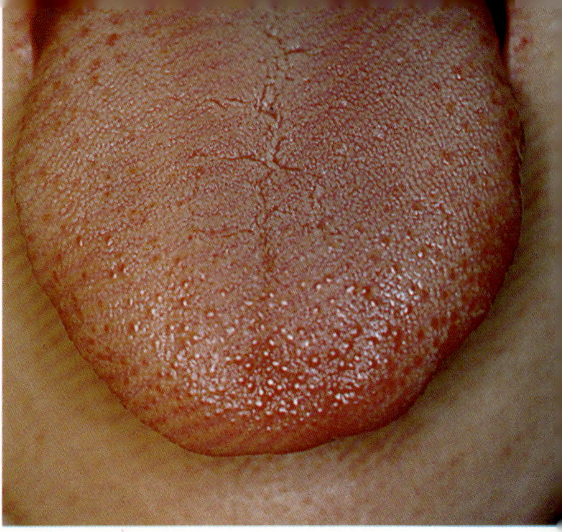

93 ▷ Form des Zungenkörpers

Chinesische Diätetik

- **Zu meiden**

Heiße und warme Lebensmittel aus dem Feuerelement wie Kaffee, Kakao, hochprozentige Alkoholika, Rotwein, gegrilltes Fleisch u. a.

- **Zu empfehlen**

Viel Wasser trinken, Wassermelone, kalte Feuer-Lebensmittel wie z. B. grüner Tee; erfrischende Feuer-Lebensmittel wie z. B. Artischocke. Metall-Lebensmittel zur Stärkung der Lunge (Zwiebel, Knoblauch, Radieschen, Rettich, Kresse).

Die weiche, kraftlose Zunge

94: Diese Zunge ist weich, ohne Kraft. Sie kann sich nicht frei bewegen. Der Grund dafür liegt darin, dass die Sehnen und Gefäße der Zunge beeinträchtigt sind, wie das beispielsweise bei langer chronischer Erkrankung der Fall ist. Diese Patientin leidet an einem Lupus erythematodes. Ist eine solche Zunge kraftlos und flach, zeigt es, dass Blut und *Qi* des Organismus im Zustand der Leere sind.
Eine **dunkle** kraftlose Zunge ist ein Zeichen dafür, dass die **Essenz** des Körpers weitgehend verausgabt wurde. Wenn ein frisch Erkrankter eine trockene, rote und kraftlose Zunge hat, zeigt dies, dass die Hitze, die mit der Krankheit einhergeht, das *Yin* geschädigt hat, bzw. wie man in der chinesischen Medizin sagt »das *Yin* verbrannt« hat.

Therapie

Blut und *Yin* stärken
Milz stärken
Nieren-*Yin* stärken
Schleim umwandeln

Akupunktur-Foramina

- Mi 6
- Di 11
- Di 4
- Ma 36
- Pe 6
- Ren Mai 6
- Du Mai 14
- Ma 40

Chinesische Phytotherapie (Rezeptur)

Angelica sinensis, Paeonia lactiflora, Pinellia ternata, Atractylodes macrocephala, Dioscorea batatas, Glycyrrhiza uralensis, Panax Ginseng, Rhemannia glutinosa.

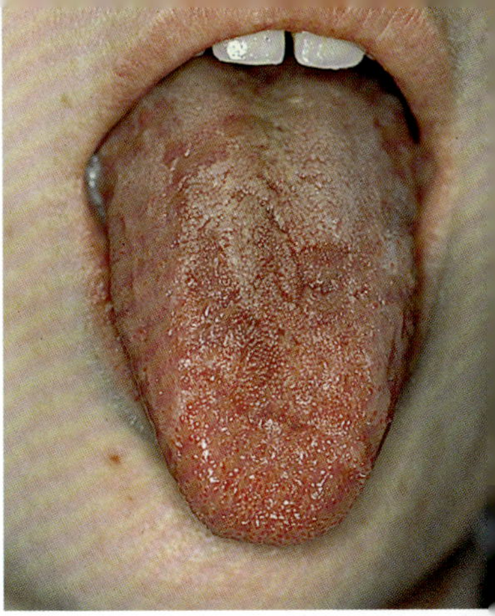

94 ▷ Konsistenz der Zunge

Chinesische Diätetik

- **Zu meiden**

Heiße und warme Feuer-Lebensmittel, heiße und warme Metall-Lebensmittel.

- **Zu empfehlen**

Hühnersuppe mit Angelica sinensis, Wasser-Lebensmittel wie z. B. Meeresfrüchte (Krebsfleisch), kalte Feuer-Lebensmittel wie z. B. Löwenzahnsalat. Neutrale bis kalte Erd-Nahrungsmittel zur Stärkung der Milz (z. B. Mais, Kürbis).
Getränk: grüner Tee, Wasser; viel trinken!

Die harte, starre Zunge

👁 95: Diese Zunge hat ihre normale Weichheit und Elastizität verloren und kann sich nicht mehr frei bewegen. Die Ursache liegt häufig in einer äußeren ansteckenden Hitzeerkrankung, also einer Infektion, die tief in den Körper eingedrungen ist. Dabei kann die Hitze bis ins Perikard eindringen, was einem typischen Syndrom entspricht. Diese Patientin beispielsweise leidet seit vielen Jahren an einer essentiellen Hypertonie. Ferner bestand eine Cholelithiasis, weshalb sie cholezystektomiert wurde.

Therapie

HITZE kühlen
SCHLEIM umwandeln
LEBER beruhigen
NÄSSE ausscheiden

Akupunktur-Foramina

- Du Mai 14
- Ma 40
- Pe 6
- Mi 6
- Pe 3
- Bl 23, 20

Chinesische Phytotherapie (Rezeptur)

Poria cocos, Grifola umbellata, Alisma plantago-aquatica, Pinellia ternata, Bupleurum chinense, Anemarrhena asphodeloides, Glycyrrhiza uralensis.

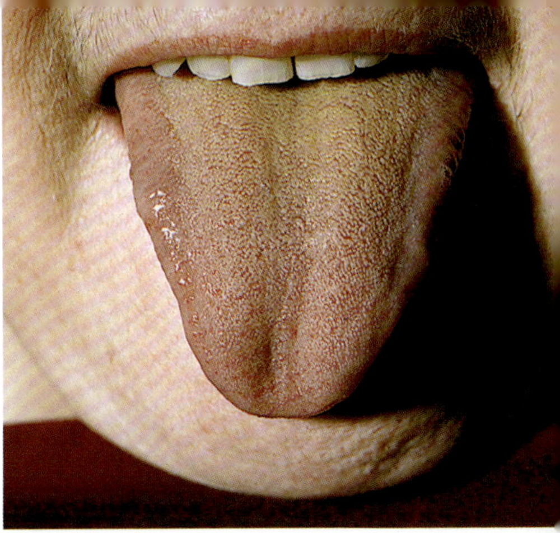

95 ▷ Konsistenz der Zunge

Chinesische Diätetik

- **Zu meiden**

Thermisch heiße Nahrungsmittel, sehr saure Lebensmittel, da diese zusammenziehend wirken und die Nässe im Körper halten.

- **Zu empfehlen**

Thermisch warme Lebensmittel aus dem Metall-Element, z. B. Zwiebel, Lauch, Knoblauch (auflösender Charakter, scharfer Geschmack), thermisch warme Lebensmittel aus dem Feuer-Element z. B. Schafskäse, Mohn, Oregano, Getreidekaffee (leitet nach unten – bitterer Geschmack).

Die harte, starre Zunge

96: Es kann zusätzlich trüber Schleim das Innere des Organismus versperren (Sonderfall: vgl. 98).

Therapie

SCHLEIM umwandeln
LEBER beruhigen
NÄSSE ausschleichen
HITZE aus dem Perikard ableiten

Akupunktur-Foramina

- Ma 36
- Bl 14
- Mi 6
- Bl 23
- Pe 6
- Bl 25

Chinesische Phytotherapie (Rezeptur)

Pinellia ternata, Bupleurum chinense, Gardenia jasminoides, Ziziphus jujuba, Poria cocus, Glycyrrhiza uralensis.

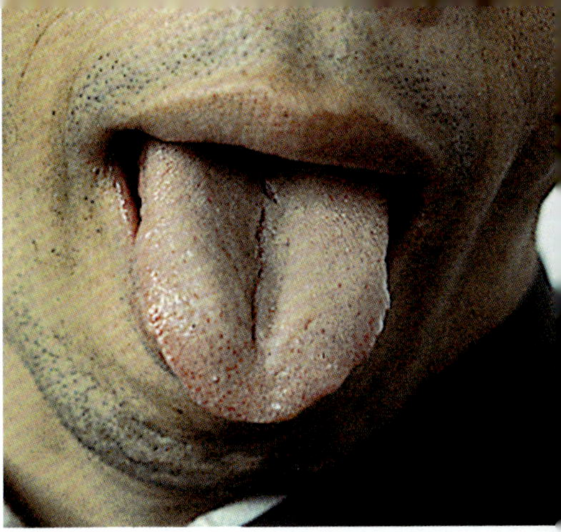

96 ▷ Konsistenz der Zunge

Chinesische Diätetik

- **Zu meiden**

Thermisch heiße Nahrungsmittel, sehr saure Lebensmittel, da diese zusammenziehend wirken und die Nässe im Körper halten.

- **Zu empfehlen**

Thermisch warme Lebensmittel aus dem Metall-Element, z.B. Zwiebel, Lauch, Knoblauch (auflösender Charakter, scharfer Geschmack), thermisch warme Lebensmittel aus dem Feuer-Element z.B. Schafskäse, Mohn, Oregano, Getreidekaffee (leitet nach unten – bitterer Geschmack). Div. Bohnenarten oder Hiobstränensamen zum Nässe und Schleim ausscheiden.

Die schiefe Zunge

97: Leichter Fall von apoplektischem Insult (schiefe Zunge)
98: Schwerer Fall einer schiefen Zunge. Es kann auch sein, dass starke Hitze die Körpersäfte geschädigt hat und dass die störende Hitze nun besonders stark vorhanden ist. Die **harte, starre Zunge** findet sich oft bei Patienten nach einem Schlaganfall, sie ist dann oft auch schief, d.h. weicht nach einer Seite ab (Sonderfall der harten, starren Zunge).

Therapie

LEBER beruhigen
LEBER-WIND ausscheiden
***YIN* der Niere stärken**
PSYCHE beruhigen
MILZ stärken

Akupunktur-Foramina

- Di 4
- Du Mai 14
- Ren Mai 6
- Bl 15, 18 und 23
- Di 11
- Gb 20
- Du Mai 20
- Le 3
- ZP 3
- Ren Mai 20
- Ma 36

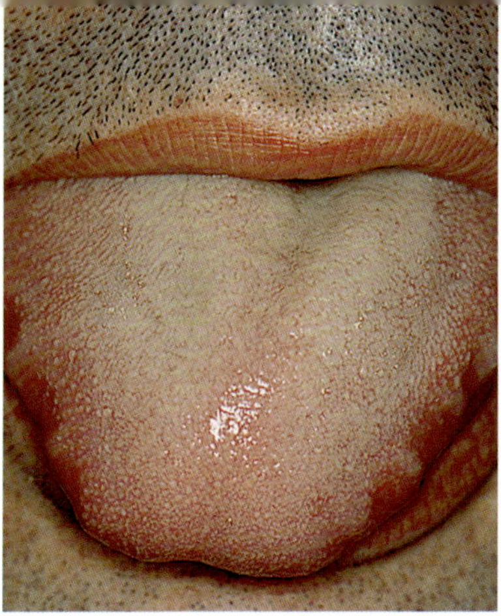

97 ▷ Konsistenz der Zunge

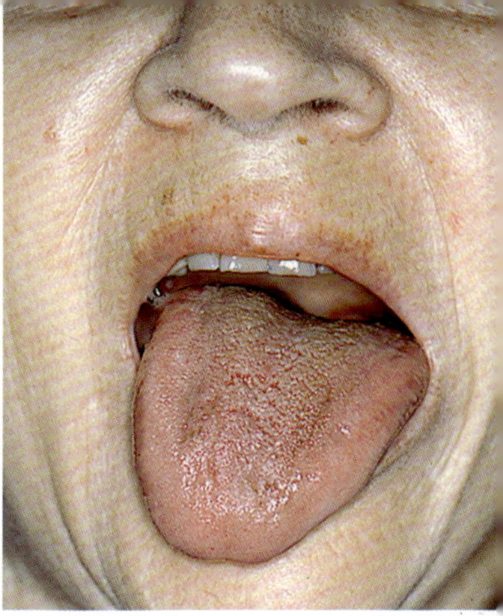

98 ▷ Konsistenz der Zunge

Chinesische Phytotherapie (Rezeptur)

Bupleurum chinensis, Paeonia lactiflora, Ostrea gigas, Hematite, Stegodon orientalis, Rhemannia glutinosa, Ophiopogon japonicus, Glycyrrhiza uralensis.

Chinesische Diätetik

- **Zu meiden**

Thermisch heiße Lebensmittel aus dem Feuer-Element z. B. Kaffee, Schnaps, Grillfleisch, zu scharfe Gerichte (Metall-Element).

- **Zu empfehlen**

Warme und neutrale Lebensmittel aus dem Erd-Element wie z. B. Staudensellerie, Möhren.
Erfrischende Holz-Lebensmittel wie z. B. Tomaten. Zur Stärkung des Nieren-*Yin* eignet sich Tintenfisch sowie Hühnerfleisch.

Die zitternde Zunge

Meist findet sich dies Phänomen bei Patienten, deren Blutfunktion, das so genannte *Qi-Xue* im Zustand der Leere ist oder bei denen die *Yang*-Funktion, das *Yang-Qi*, leer ist. Die zitternde Zunge kann auch Zeichen einer äußeren Hitze-Erkrankung sein, wobei die starke Hitze im Organismus Wind erzeugt.
Man sagt dann in der chinesischen Heilkunde: »Leber-Wind weht im Körperinneren«.

Therapie

Leber beruhigen
Leber-Wind ausscheiden
Milz stärken
***Qi* und *Yang* stärken**

Akupunktur-Foramina

- Mi 6
- Di 11
- Du Mai 14
- Mi 10
- Di 4
- Bl 23 und 18
- Ma 36
- Gb 20
- Le 3

Chinesische Phytotherapie (Rezeptur)

Paeonia lactiflora, Bupleurum chinensis, Ostrea gigas, Uncaria rhynchophylla, Atractylodes macrocephala, Ziziphus jujuba, Trichosanthes kirilowii, Glycyrrhiza uralensis.

Ohne 👁: Wenn bei einer längeren Erkrankung die Zunge des Patienten zittert oder vibriert, spricht man in der chinesischen Heilkunde von einer **»zitternden Zunge«.**

Chinesische Diätetik

- **Zu meiden**

Thermisch heiße Lebensmittel aus dem Feuer-Element z. B. Kaffee, Schnaps, Grillfleisch, zu scharfe Gerichte (Metall-Element).

- **Zu empfehlen**

Thermisch warme und neutrale Erd-Lebensmittel (Kartoffel, Mais), Walnüsse zur Yang-Stärkung, warme bis neutrale Metall-Lebensmittel wie Zwiebeln, Lauch, Knoblauch u. a.

Die verkürzte und geschrumpfte Zunge

99: Diese Art Zunge bedeutet meist eine gefährliche Erkrankung. Ist die Zunge dabei hell und feucht oder hat sie eine blau-grünliche Farbe, zeigt das eine so genannte Kälte-Erstarrung der Sehnenzüge an. Eine geschwollene und verschrumpelte Zunge weist darauf hin, dass sich im Inneren des Organismus Schleim und Nässe gestaut haben (vgl. auch 100).

Therapie

Yin stärken
Hitze ausscheiden
Schleim umwandeln
Nässe ausscheiden
Körpersäfte erzeugen

Akupunktur-Foramina

- Mi 6
- Di 4
- Gb 20
- Ma 36
- Di 11
- Bl 23, 20 und 40
- Ma 40
- Du Mai 14

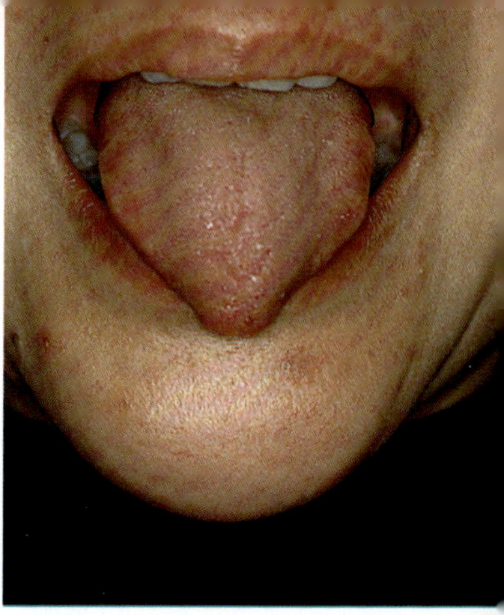

99 ▷ Konsistenz der Zunge

Chinesische Phytotherapie (Rezeptur)

Rhemannia glutinosa, Paeonia lactiflora, Poria cocos, Grifola umbellata, Asparagus cochinchinensis, Angelica sinensis, Pinellia ternata.

Chinesische Diätetik

- **Zu meiden**

Thermisch heiße Nahrungsmittel, sehr saure Lebensmittel, da diese zusammenziehend wirken und die Nässe im Körper halten.

- **Zu empfehlen**

Thermisch warme Lebensmittel aus dem Metall-Element z. B. Zwiebel, Lauch, Knoblauch (auflösender Charakter, scharfer Geschmack), div. Bohnenarten oder Hiobstränensamen zum Nässe und Schleim ausscheiden.

Die verkürzte und geschrumpfte Zunge

👁 100: Eine rosafarbene, trockene und geschrumpfte Zunge weist darauf hin, dass die Körpersäfte durch eine Hitze-Erkrankung geschädigt wurden (vgl. auch 👁 99).

Therapie

Hitze kühlen
Feuer ableiten
***Yin* und Blut stärken**

Akupunktur-Foramina

- Mi 6
- Di 4
- Gb 20
- Ma 36
- Di 11
- Bl 23, 20 und 40
- Ma 40
- Du Mai 14

Chinesische Phytotherapie (Rezeptur)

Gardenia jasminoides, Ophiopogon japonicus, Lilium Brownii, Lycium barbarum. Angelica sinensis, Ziziphus jujuba, Bupleurum chinense, Glycyrrhiza uralensis.

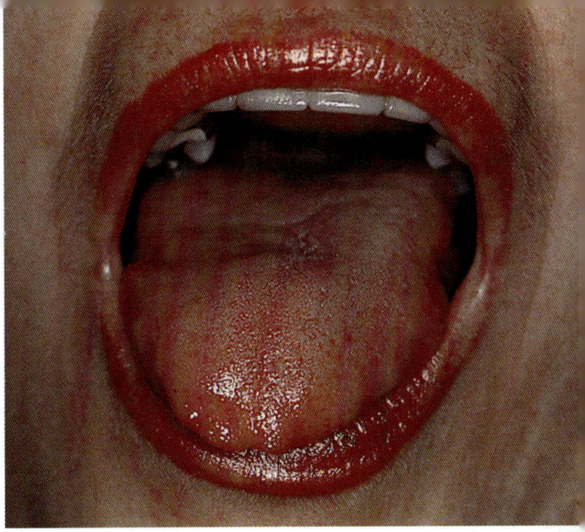

100 ▷ Konsistenz der Zunge

Chinesische Diätetik

- **Zu meiden**

Heiße und warme Feuer-Lebensmittel, Getränke: Kaffee und schwarzer Tee.

- **Zu empfehlen**

Erfrischende und kalte Lebensmittel aus allen Elementen, Getränke: viel Wasser trinken, grüner Tee; Spargel zur *Yin*-Stärkung, Gemüsesuppe mit Angelica sinensis zur Blut-Stärkung (1 l auf 2 EL Angelica sin., mind. 30 min. kochen).

Die unruhige und die heraushängende Zunge

Ohne ◘: Eine solche Zunge zeigt häufig einen Hitzezustand von Herz und Milz an. Die herausgestreckte Zunge allein kann auch ein Anzeichen für den Angriff einer schweren infektiösen Störung auf das Herz sein oder sie kann eine allgemeine Störung der Abwehrkraft des Organismus anzeigen. Stets ist dabei das *Shen* in Mitleidenschaft gezogen. Die unruhige Zunge ist ein Zeichen für einen drohenden Krampfanfall, insbesondere bei Kindern. Ferner kann die unruhige und herausgestreckte Zunge bei Kindern auf eine verzögerte geistige Entwicklung (d. h. eine Schwäche des *Shen*) hinweisen.

Therapie

Herz und Psyche beruhigen
Leber beruhigen
Hitze-Gifte ausscheiden
***Yin* stärken**

Akupunktur-Foramina

- Mi 6
- He 3
- Du Mai 20
- Ma 36
- Di 11
- Du Mai 14
- He 5
- Bl 14, 15
- Bl 23, 18

Chinesische Phytotherapie (Rezeptur)

Stegodon orientalis, Paeonia lactiflora, Bupleurum chinense, Ostrea gigas, Gardenia jasminoides, Ziziphus jujuba, Rhemannia glutinosa, Glycyrrhiza uralensis.

Die unruhige und die heraushängende Zunge: Wenn die Zunge ständig an der Ober- oder Unterlippe oder am rechten und linken Mundwinkel leckt, wobei die Zungenspitze etwas herausgestreckt wird, heißt dies in der chinesischen Medizin eine **»unruhige heraushängende** Zunge«.

Chinesische Diätetik

Zu meiden

Heiße Feuer-Lebensmittel, Alkohol, zu scharf gewürzte Speisen.

Zu empfehlen

Löwenzahn, Spargel zur *Yin*-Stärkung, Austern zum Beruhigen der Leber.
Getränk: grüner Tee.

Der weiße Zungenbelag

◘ 101: Der weiße Zungenbelag ist der häufigste Zungenbelag überhaupt. Andere Verfärbungen des Zungenbelags müssen als Umwandlung des weißen Zungenbelags betrachtet werden, aus dem sie sich stets entwickelt haben. Der weiße Belag zeigt ein oberflächliches und ein Kälte-Syndrom an z.B. bei einer akuten Erkältung. Wenn der weiße Belag trocken, rissig oder puderartig ist, handelt es sich um eine üppige Hitzestörung im Körperinneren, bei der die Körpersäfte, das *Jin-Ye*, geschädigt wurden (vgl. ◘ 102).

Therapie

OBERFLÄCHE auflockern
HITZE-STÖRUNG ausscheiden

Akupunktur-Foramina

- Di 4
- Mi 9
- Bl 20
- Di 11
- Ma 36
- Du Mai 14
- Bl 23
- Ma 40
- Ren Mai 4
- Bl 15
- Bl13

Chinesische Phytotherapie (Rezeptur)

Cinnamomum cassia, Zingiber officinalis, Ziziphus jujuba, Paeonia lactiflora, Glycyrrhiza uralensis (Variation der Zimt-Suppe).

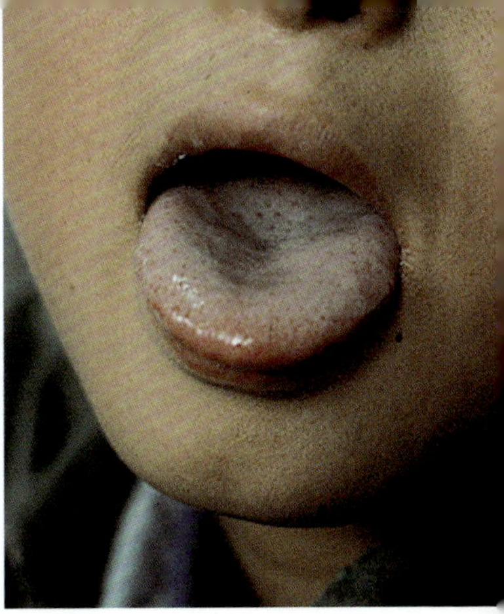

101 ▷ Farbe des Belags

Chinesische Diätetik

- **Zu meiden**

Heiße Feuer-Lebensmittel, Getränke: Kaffee, schwarzer Tee, Espresso.

- **Zu empfehlen**

Neutrale und kühlende Metall-Lebensmittel, bei Hitze-Störung: Pfefferminze, Sojabohnen (siehe Heilpflanzensystematik Gruppe Ib).

Der weiße Belag

102: Ein puderartiger Zungenbelag allein kann auf das Vorhandensein von Sommerhitze und Nässe hinweisen, die sich als Störung im Körperinneren gestaut hat. Es kann auch ein akuter Infekt der oberen Luftwege vorliegen.
Hier Bronchopneumonie eines Shanghaier Hafenarbeiters, dabei ist Schleim beteiligt.

Therapie

LUNGE verbreitern
OBERFLÄCHE auflockern

Akupunktur-Foramina

- Lu 7
- Bl 13
- Ma 40
- Di 11
- Du Mai 14
- Lu 1
- Bl 12
- Bl 23

Chinesische Phytotherapie (Rezeptur)

Ephedra sinica, Pueraria lobata, Pinellia ternata, Asarum heterotropoides, Paeonia lactiflora, Ziziphus jujuba.

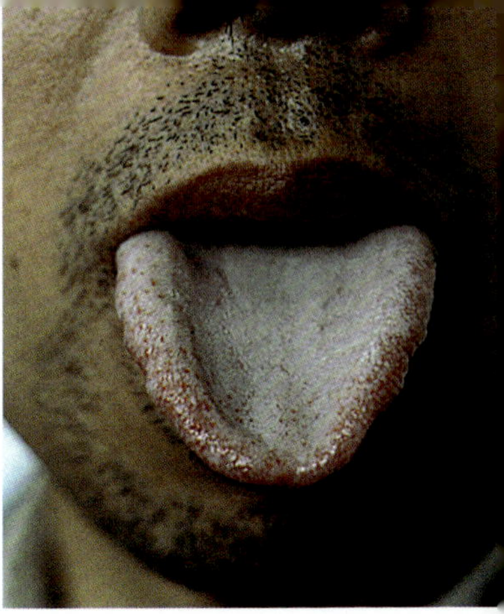

102 ▷ Farbe des Belags

Chinesische Diätetik

- **Zu meiden**

Heiße Feuer-Lebensmittel,
Getränke: Kaffee, schwarzer Tee, Espresso.

- **Zu empfehlen**

Warme bis erfrischende Lebensmittel aus dem Metall-Element, Zwiebeln, Meerrettich, Lauch, Kresse u. a.

Der weiße Belag

👁 103: Ein weißer Zungenbelag zeigt sich ferner im Anfang einer Infektionskrankheit oder bei Eiteransammlungen und Abszessen im Körperinneren.

👁 103a: Hepatitis-Patient

👁 103b: Patientin mit Bronchiektasen

Therapie

LEBER beruhigen
HITZE-STÖRUNG ausscheiden
NÄSSE ausscheiden
HITZE kühlen
LUNGE verbreitern
GIFT ausscheiden

Akupunktur-Foramina

👁 103a:
- Di 4
- Ren Mai 6

👁 103b:
- Bl 13
- Di 4
- Lu 1
- Le 3 (2)
- Di 11
- Du Mai 14, B 20
- Ma 36
- Bl 23
- Di 11
- Ma 36
- Pe 6
- NP 88
- Ma 40
- Ren Mai 6
- Lu 7

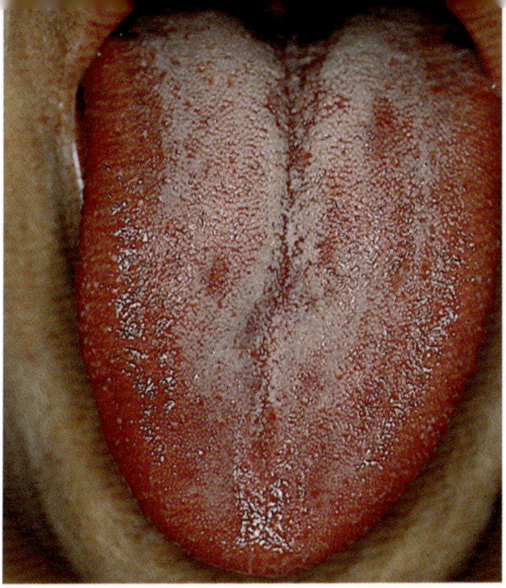

103a ▷ Farbe des Belags

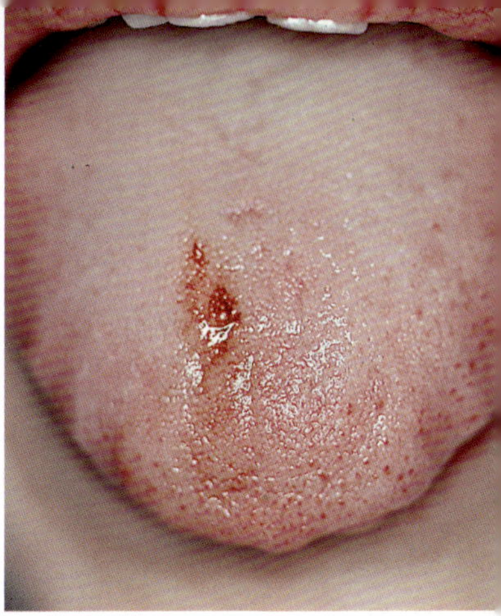

103b ▷ Farbe des Belags

Chinesische Phytotherapie (Rezeptur)

103a: Paeonia lactiflora, Bupleurum chinense, Uncaria rhynchophylla, Trichosanthes Kirilowii, Glycyrrhiza uralensis, Coptis chinensis, Scutellaria baicalensis.
103b: Ephedra sinica, Pinellia ternata, Zingiber offizinale, Glycyrrhiza uralensis.

Chinesische Diätetik

- **Zu meiden (103a)**

Heiße Feuer-Lebensmittel, heiße Erd-Lebensmittel.

- **Zu empfehlen (103a)**

Yinisierende Kochmethoden, erfrischende Lebensmittel aus dem Holz-Element.

- **Zu meiden (103b)**

Alle zu kalten Lebensmittel, alle süßen Lebensmittel (Erd-Element).

- **Zu empfehlen (103b)**

Lebensmittel aus dem Metall-Element (z.B. Rettich, Senf).

Der gelbe Zungenbelag

104: Dieser Belag entspricht einem inneren Krankheitssyndrom sowie einem Hitze-Syndrom. Je dunkler die gelbe Farbe dabei ist, um so stärker ist die im Körper vorhandene Hitzestörung.
So spricht eine hellgelbe Farbe für eine leichte Hitzeeinwirkung, dunkleres Gelb spricht für übermäßig starke Hitze. Ein rauchfarbenes Gelb, das ins bräunliche übergeht, zeigt eine gestaute äußere Hitzestörung im Organismus an (vgl. 105).

Therapie

HITZE kühlen
FEUER ableiten
***YIN* stärken**

Akupunktur-Foramina

- Du Mai 14
- Di 11
- Mi 6
- Bl 23
- Di 4
- Bl 20

Chinesische Phytotherapie (Rezeptur)

Anemarrhena asphodeloides, Pueraria lobata, Bupleurum chinense, Paeonia lactiflora, Rhemannia glutinosa.

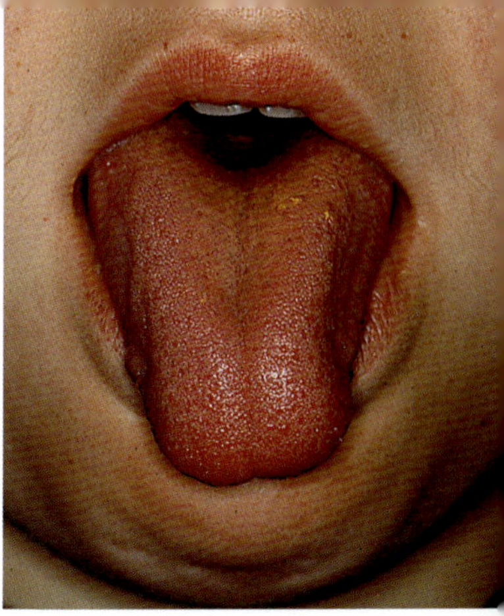

104 ▷ Farbe des Belags

Chinesische Diätetik

- **Zu meiden**

Thermisch heiße Lebensmittel aus allen Elementen.

- **Zu empfehlen**

Yinisierende Kochmethoden, Spargel zur *Yin*-Stärkung, erfrischende Metall-Lebensmittel v.a. roher Rettich.

Der gelbe Zungenbelag

105: Wenn der gelb belegte Zungenkörper – wie bei dieser Patientin – dabei hell bleibt, vielleicht sogar geschwollen und weich ist, zeigt das Gesamtbild eine *Yang*-**Leere** bei innen angesammelter Nässe und Hitze.

Therapie

HITZE und FEUER ableiten
DARM-NÄSSE ausscheiden
MILZ stärken

Akupunktur-Foramina

- He 3
- Ren Mai 12
- Ma 40
- Di 11
- Ma 25
- Du Mai 14
- Bl 23

Chinesische Phytotherapie (Rezeptur)

Poria cocos, Atractylodes macrocephala, Dioscorea batatas, Coptis chinensis, Scutellaria baicalensis, Glycyrrhiza uralensis.

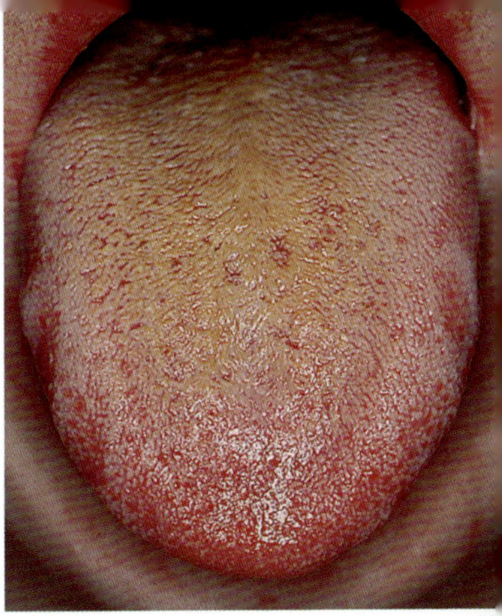

105 ▷ Farbe des Belags

Chinesische Diätetik

- **Zu meiden**

Heiße Lebensmittel aus allen Elementen, yangisierende Kochmethoden.

- **Zu empfehlen**

Yinisierende Kochmethoden, Spargel zur *Yin*-Stärkung, warme bis erfrischende Metall-Lebensmittel.

Der graue oder schwarze Zungenbelag

106a: Beide Formen des Zungenbelages entsprechen meist einem Hitze-Syndrom, können aber manchmal auch Anzeichen eines Kälte-Nässe-Syndroms oder eines Leere-Kälte-Syndroms sein. In jedem Fall tritt dieser Zungenbelag nur bei schwer kranken Patienten auf.

106b: Hier ist derselbe Patient nach erfolgreicher Therapie mit Akupunktur und chinesischen Kräuterrezepturen zu sehen. Der schwarze Belag hat sich offensichtlich sehr gebessert.

Therapie

YIN stärken
HITZE ausscheiden
LEBER beruhigen
FEUER ableiten

Akupunktur-Foramina

- Ni 3
- Ma 36
- Bl 23
- Di 4
- Gb 20
- Ni 6
- Ren Mai 4
- Bl 25
- Di 11
- Le 2
- Mi 6
- Ren Mai 6
- Du Mai 14

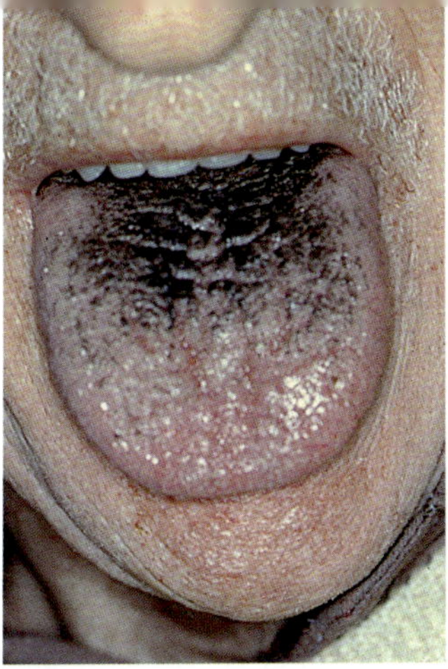

106a ▷ Farbe des Belags

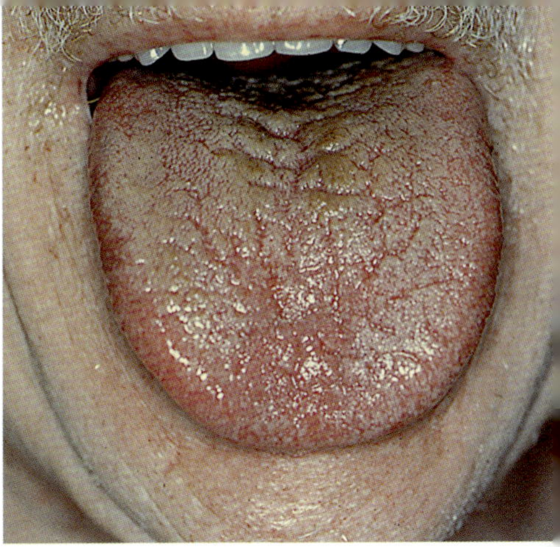

106b ▷ Farbe des Belags

Chinesische Phytotherapie (Rezeptur)

Paeonia lactiflora, Bupleurum chinensis, Ostrea gigas, Haliotis diversicolor, Stegodon orientalis, Glycyrrhiza uralensis, Ophiopogon japonicus, Gypsum.

Chinesische Diätetik

- **Zu meiden**

Heiße Feuer-Lebensmittel, yangisierende Kochmethoden (Grillen, Pökeln), Getränke: Alkohol, Kaffee.

- **Zu empfehlen**

Austern (Beruhigen der Leber), warme bis erfrischende Metall-Lebensmittel, Spargel zur *Yin*-Stärkung, yinisierende Zubereitungsmethoden, Getränke: grüner Tee.

Der graue oder schwarze Zungenbelag

- Ist der Zungenbelag aschgrau oder schwarz und trocken, so weist dies auf eine Schädigung des *Yin* durch brennende Hitze hin.
- Bei einem hell-violetten Zungenkörper mit aschgrau, schwarzem und feuchtem Zungenbelag handelt es sich meist um eine Leere des *Yang* bei üppiger Kälte.
- Ein aschgrauer bzw. schwarzer und feuchter Zungenbelag findet sich manchmal auch bei Patienten mit Verschleimung, also einem Schleim-Syndrom der Brust, die im Übrigen nicht an einer gefährlichen Erkrankung leiden.

Dieses Zungenbild ist genau von dem aschgrauen und dunklen oder schwarzen Zungenbelag zu unterscheiden, der sich bei gefährlichen und lebensbedrohlichen Erkrankungen bildet.

Therapie

NIEREN-YIN stärken
HITZE und GIFT ausscheiden

Akupunktur-Foramina

- Ni 3
- Ma 36
- Bl 23
- Di 4
- Ma 40
- Mi 6
- Ren Mai 6
- Bl 25
- Di 11
- Lu 1
- Du Mai 14

Chinesische Phytotherapie (Rezeptur)

Dioscorea batatas, Astragalus membranaceus, Ziziphus jujuba, Pinellia ternata, Glycyrrhiza uralensis.

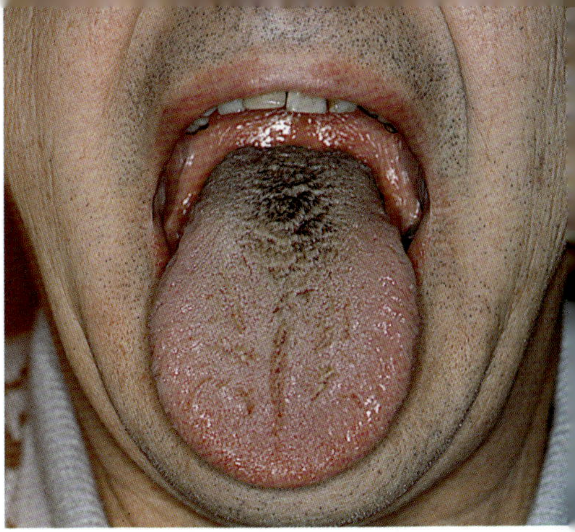

107 ▷ Farbe des Belags

Chinesische Diätetik

- **Zu meiden**

Heiße Feuer-Lebensmittel, die die Säfte austrocknen und die Hitze im Körper einschließen (Kaffee, Schnaps, Grillfleisch).

- **Zu empfehlen**

Warme bis erfrischende Metall-Lebensmittel, die den Ausscheidungsprozess begünstigen, da sie die Oberfläche öffnen, Nieren-*Yin*-Stärkung: Meeresfrüchte, Karotten, Hühnerfleisch
Getränke: grüner Tee; viel Wasser trinken.

Der dünne Zungenbelag

108: Ein dünner Zungenbelag ist charakteristisch für eine leichte, oberflächlich sitzende Erkrankung. Man findet ihn häufig bei äußerlich ansteckenden Erkrankungen, die noch nicht weiter in den Körper vorgedrungen sind. Auch tritt er jahreszeitlich bedingt im Herbst auf.

Therapie

OBERFLÄCHE auflockern
ÄUßERE STÖRUNG vertreiben

Akupunktur-Foramina

- Di 4
- Ma 36
- Di 11
- Bl 15
- Du Mai 14
- Bl 40

Chinesische Phytotherapie (Rezeptur)

Cinnamomum cassia, Ephedra sinica, Asarum heterotropoides, Zingiber officinalis, Glycyrrhiza uralensis (Variation der Zimt-Suppe).

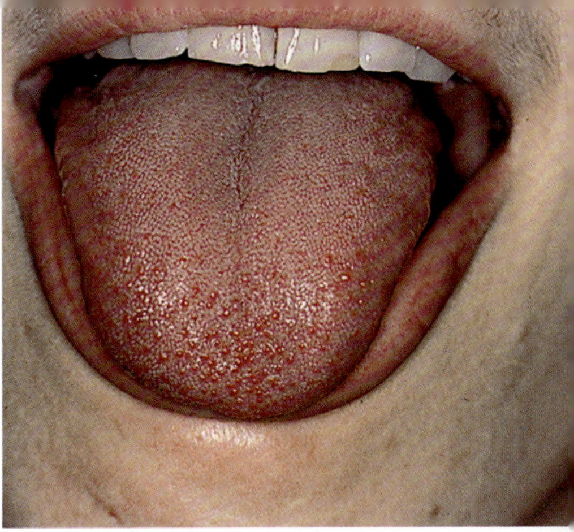

108 ▷ Charakter und Konsistenz des Belags

Chinesische Diätetik

- **Zu meiden**

Feuer-Lebensmittel.

- **Zu empfehlen**

Heiße, warme und neutrale Metall-Lebensmittel z. B. Senf, Radieschen, Zwiebeln.

Der dicke Zungenbelag

109:Ist der Zungenbelag dick, heißt dies, dass die Störung von außen nach innen weiter eingedrungen ist oder es deutet auf eine im Inneren des Körpers vorhandene Stauung hin. Im Laufe der Entwicklung einer Krankheit kann sich ein dünner Zungenbelag zu einem dickeren entwickeln. Die violette Verfärbung des Zungenkörpers zeigt eine Blutstauung *(Yu-Xue)* an.

Therapie

Schleim umwandeln
Blutstauung auflösen
Milz und Nieren stärken

Akupunktur-Foramina

- Di 11
- Bl 20
- Ren Mai 4
- Ren Mai 12
- Ma 40
- Bl 23

Chinesische Phytotherapie (Rezeptur)

Pinellia ternata, Rhemannia glutinosa, Carthamus tinctorius, Atractylodes macrocephala, Glycyrrhiza uralensis.

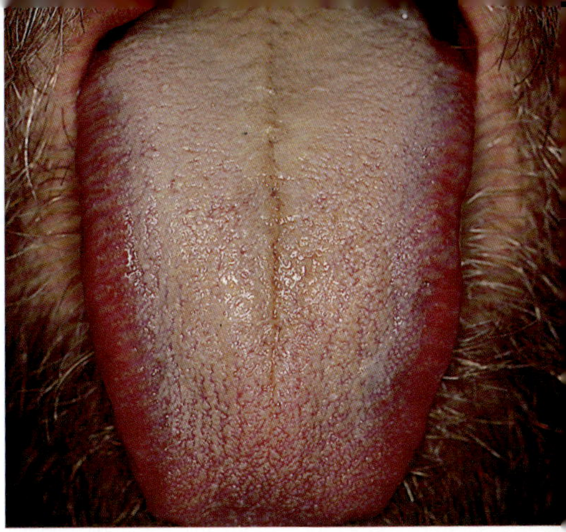

109 ▷ Charakter und Konsistenz des Belags

Chinesische Diätetik

• Zu meiden

Zu kalte oder erfrischende Nahrung, fette Speisen, da diese absenkend wirken, übermäßig Süßes, da dieses Feuchtigkeit (Schleim) erzeugend ist; Auszugsprodukte: Mehl, Zucker, Süßwaren.

• Zu empfehlen

Vollwertige Erd-Nahrungsmittel mit wenig Süße, zur Nieren-Stärkung: Meeresfrüchte, Hühnerfrüchte, Walnüsse, Lauch.

Der feuchte Zungenbelag

110: Ein feuchter Zungenbelag zeigt, dass die Körperflüssigkeiten, in der chinesischen Medizin *Jin-Ye* genannt, nicht geschädigt sondern reichlich vorhanden sind.

Therapie

MILZ stärken
WASSER und NÄSSE ausscheiden

Akupunktur-Foramina

- Di 4
- Ren Mai 23
- Bl 20
- Di 11
- Lu 1
- Ma 36
- Bl 23

Chinesische Phytotherapie (Rezeptur)

Poria cocos, Grifola umbellata, Alisma plantago-aquatica, Atractylodes macrocephala, Pinellia ternata, Glycyrrhiza uralensis.

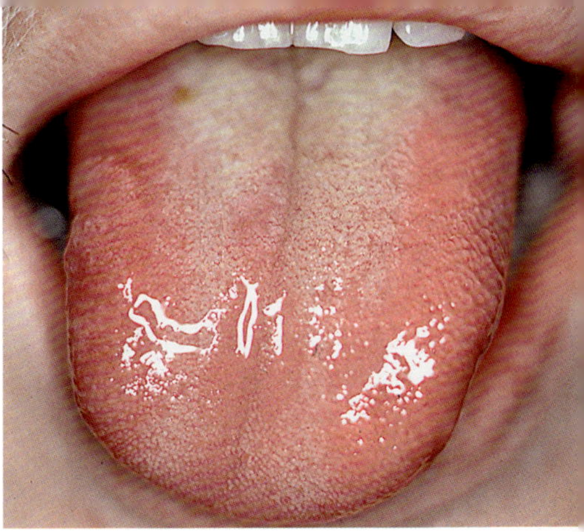

110 ▷ Charakter und Konsistenz des Belags

Chinesische Diätetik

Zu meiden

Zu süße Lebensmittel, die befeuchtend wirken, zu saure Lebensmittel, die zusammenziehen und so die Säfte nicht zur Ausscheidung bringen.

Zu empfehlen

Warme und neutrale Erd-Lebensmittel, wie z. B. Kürbis, Kartoffel, Möhre, Hirse und Mais (Milz-Stärkung), Metall-Lebensmittel wie z. B. Curry, Lauch, Meerrettich, Senf, Kresse u. a.

Stark wässriger Zungenbelag

111a: Ist der Belag sehr wässrig oder tropft sogar Flüssigkeit beim Ausstrecken der Zunge herunter, deutet dies auf stehende Wasser-Nässe im Körperinneren, also eine Nässeansammlung im Körperinneren hin.
111b: Die dunkelviolette Farbe des Zungenkörpers deutet auf eine Blutstauung *(Yu-Xue)*.

Therapie

WASSER und NÄSSE ausscheiden

MILZ stärken (111a)

NÄSSE ausscheiden
BLUTSTAUUNG beseitigen
MILZ stärken (111b)

Akupunktur-Foramina

111a:
- Mi 9
- Ren Mai 4

111b:
- Du Mai 14
- Ren Mai 12, 3
- Mi 6
- Bl 20
- Ren Mai 12
- Di 4
- Bl 17
- Ma 36
- N 7
- Bl 23
- Di 11
- Di 11
- Bl 20
- Mi 10

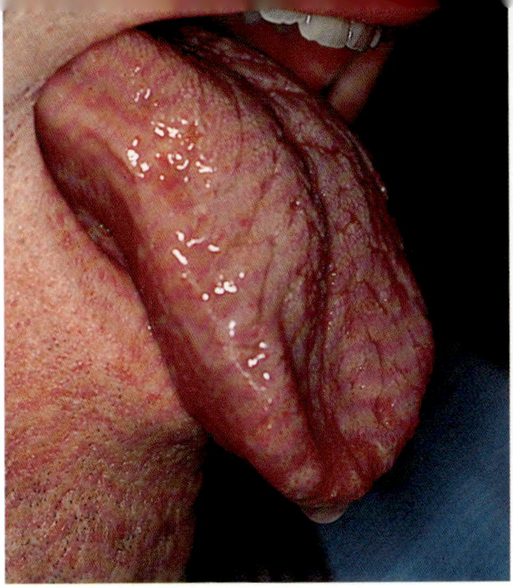

111a ▷ Charakter und Konsistenz des Belags

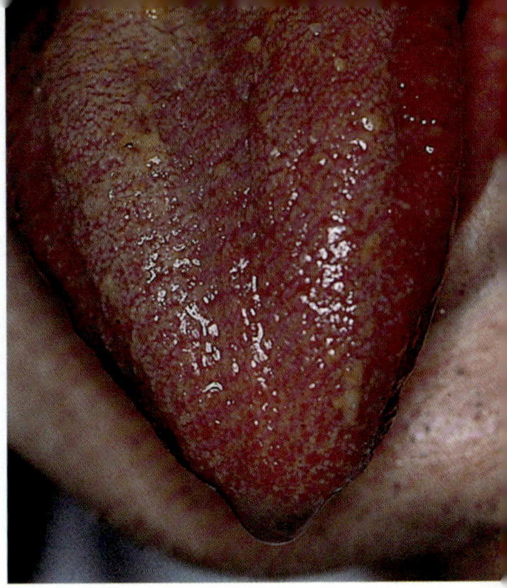

111b ▷ Charakter und Konsistenz des Belags

Chinesische Phytotherapie (Rezeptur)

111a: Poria cocos, Grifola umbellata, Alisma plantago-aquatica, Akebia trifoliata, Talcum, Atractylodes macrocephala, Glycyrrhiza uralensis.
111b: Poria cocos, Grifola umbellata, Carthamus tinctorius, Curcuma aromatica, Actractylodes macrocephala, Glycyrrhiza uralensis.

Chinesische Diätetik

- **Zu meiden**

Süße Lebensmittel v.a. raffinierter Zucker.

- **Zu empfehlen**

Warme und neutrale Erd-Nahrungsmittel (v.a. Vollkornprodukte), warme und neutrale Metall-Lebensmittel wie z.B. Zwiebeln, Lauch u.a.

Der trockene Zungenbelag

◘ 112: Ein absolut trockener Zungenbelag bedeutet völliges Fehlen der Körpersäfte. Er kann aber auch für eine äußerlich ansteckende Hitze-Erkrankung sprechen, wie in diesem Bild, die bei einer chronischen Bronchitis einer Asthma-Patientin auftrat.
Die Hitze hat die Körpersäfte geschädigt, was Trockenheit im Körperinneren verursacht. Oder es kann das Zeichen einer gemischten Erkrankung sein, bei der eine *Yin*-Leere mit fehlendem Speichel besteht (vgl. auch ◘ 113).

Therapie

Körpersäfte erzeugen
Milz stärken
Schleim umwandeln

Akupunktur-Foramina

- Di 4
- Lu 7
- Ma 36
- Di 11
- Lu 1
- Ma 40
- Du Mai 14
- Bl 13
- Mi 6

Chinesische Phytotherapie (Rezeptur)

Pinellia ternata, Poria cocos, Grifola umbellata, Panax ginseng, Glycyrrhiza uralensis, Ephedra sinica.

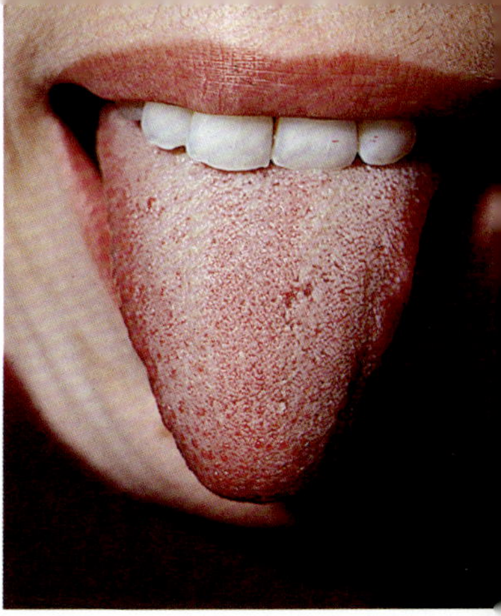

112 ▷ Charakter und Konsistenz des Belags

Chinesische Diätetik

- **Zu meiden**

Feuer-Lebensmittel, da diese austrocknend wirken, Getränke: Kaffee, Hochprozentiges, Rotwein.

- **Zu empfehlen**

Erd-Nahrungsmittel, süße Speisen, Spargel zur *Yin*-Stärkung, warme und erfrischende Metall-Lebensmittel, die die Oberfläche (Lunge) öffnen.

Der trockene Zungenbelag

113: Ein anderer Grund für einen trockenen Zungenbelag kann sein, dass sich im Körper aus dem Blut und *Qi* keine Körpersäfte entwickeln können und dass deshalb der Zungenbelag trocken aussieht, wie hier bei dieser älteren Patientin, deren Essenz und *Yin* schwach sind.

Therapie

Yin stärken
Blut stärken
Milz stärken

Akupunktur-Foramina

- Mi 6
- Ren Mai 6
- Bl 23
- Ni 3
- Ren Mai 12
- Di 11
- Ma 36
- Bl 20

Chinesische Phytotherapie (Rezeptur)

Ophiopogon japonicus, Asparagus cochinchinensis, Equus asinus, Angelica sinensis, Atractylodes macrocephala, Glycyrrhiza uralensis.

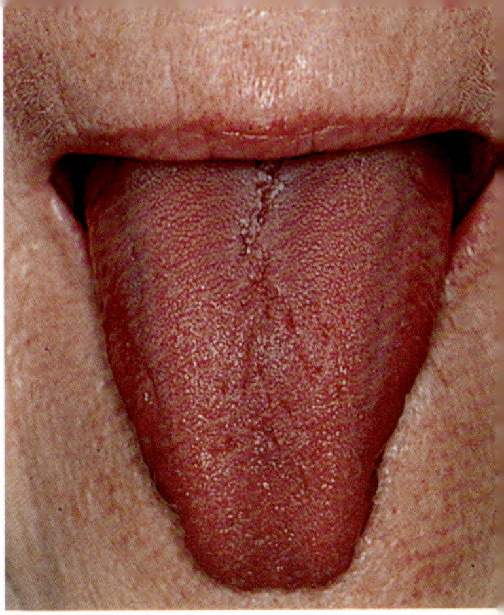

113 ▷ Charakter und Konsistenz des Belags

Chinesische Diätetik

- **Zu meiden**

Yangisierende Kochmethoden (Grillen, Pökeln, langes Braten, sehr heiße Speisen), Feuer-Lebensmittel, Getränke: Kaffee, Rotwein, Schnaps.

- **Zu empfehlen**

Alle Erd-Nahrungsmittel, yinisierende Kochmethoden, Gemüsesuppe mit Angelica sinensis (1l auf 2 EL Angelica, mind. 30 min. kochen).

Der lockere Zungenbelag

114: Der lockere Zungenbelag liegt leicht, locker und großflockig auf der Zunge. Er ist ein Zeichen für eine Hitze-Fülle und besagt häufig, dass unverdautes Essen schwer im Magen liegt. Es handelt sich hier also um eine Störung im Mittleren Erwärmer.

Therapie

Hitze kühlen
Feuer ableiten
Schleim umwandeln

Akupunktur-Foramina

- Ma 40
- Di 4
- Bl 20
- Ma 36
- Ren Mai 12
- Di 11
- Ren Mai 6

Chinesische Phytotherapie (Rezeptur)

Trichosanthes Kirilowii, Gardenia jasminoides, Pinellia ternata, Atractylodes macrocephala, Glycyrrhiza uralensis.

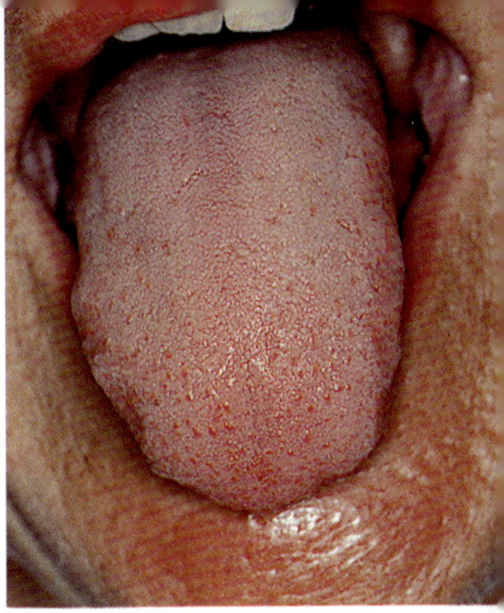

114 ▷ Charakter und Konsistenz des Belags

Chinesische Diätetik

- **Zu meiden**

Thermisch heiße Feuer-Lebensmittel, Rohkost, sehr süße Lebensmittel.

- **Zu empfehlen**

Warme bis neutrale Erd-Nahrungsmittel, gekochtes Getreide, Getränke: grüner Tee.

Der klebrige Zungenbelag

115: Ein klebriger Zungenbelag, der sich nicht durch Abkratzen mit der Zahnbürste entfernen lässt, besteht aus feinen Flocken, die sich meist in der Zungenmitte anhäufen. Dies ist ein Zeichen, dass starke Schleim-Nässe im Körperinneren vorhanden ist. Übrigens ein häufiges Krankheitsbild besonders in westeuropäischen Ländern bei adipösen Patienten. Die leicht gelbliche Farbe des Belags zeigt Hitze an.

Therapie

Schleim umwandeln
Nässe und Hitze ausscheiden

Akupunktur-Foramina

- Ma 40
- Ren Mai 12
- Bl 15
- Mi 6
- Di 11
- Bl 20
- Mi 9
- Du Mai 14

Chinesische Phytotherapie (Rezeptur)

Pinellia ternata, Trichosanthes Kirilowii, Astragalus membranaceus, Ziziphus jujuba, Glycyrrhiza uralensis, Scutellaria baicalensis.

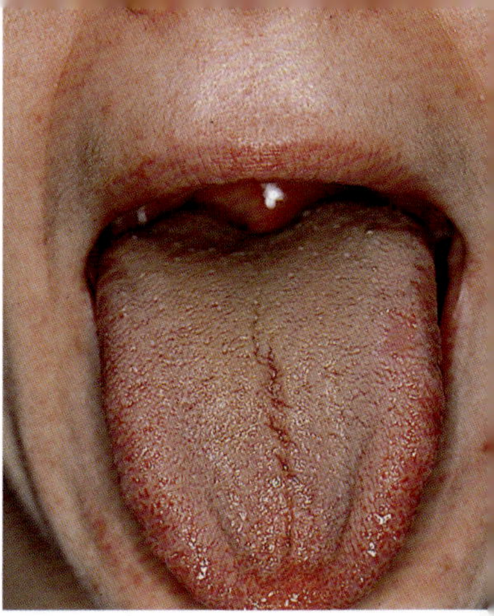

115 ▷ Charakter und Konsistenz des Belags

Chinesische Diätetik

Zu meiden

Thermisch heiße Feuer-Lebensmittel, Rohkost, sehr süße Lebensmittel.

Zu empfehlen

Warme bis neutrale Erd-Nahrungsmittel, gekochtes Getreide, Getränke: grüner Tee.

Der ausgesparte Zungenbelag

116: Dieser Belag ist nur teilweise vorhanden, teilweise ist er wie eine Landkarte ausgespart **(»Landkartenzunge«)** Die Flecken ohne Belag sind glatt. Ein solches Zungenbild deutet darauf hin, dass das *Yin* der Leber nicht ausreichend vorhanden ist. Ist der Zungenbelag zugleich klebrig und fest haftend zeigt dies, dass sich im Körperinneren Schleim-Nässe nicht natürlich umwandeln und zur Ausscheidung gelangen kann oder dass die Abwehrkraft *(Wei-Qi)* des Organismus angegriffen ist. In solchen Fällen handelt es sich um eine schwere Erkrankung (vgl. auch 117 – 119).

Therapie

LEBER beruhigen
MAGEN-*YIN* stärken

Akupunktur-Foramina

- Mi 6
- Ma 21
- Di 4
- Bl 18
- Le 3
- Le 14
- Di 11
- Bl 23 (116–118)
- Ma 36
- Ma 40
- Bl 20

Chinesische Phytotherapie (Rezeptur)

Paeonia lactiflora, Gallus gallus domesticus, Oryza sativa, Ophiopogon japonicus, Glycyrrhiza uralensis, Haliotis diversicolor, Ostrea gigas.

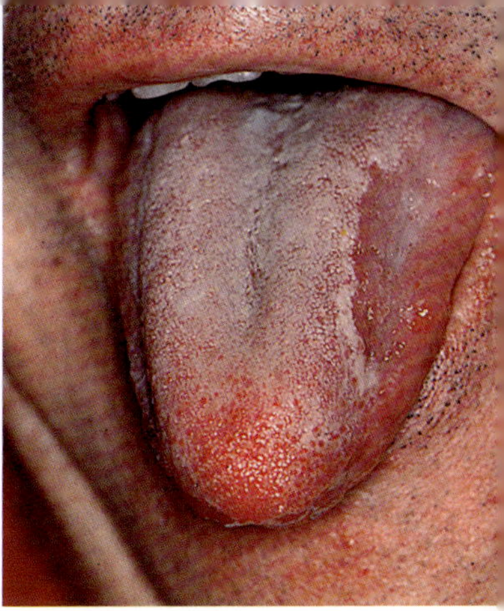

116 ▷ Charakter und Konsistenz des Belags

Chinesische Diätetik

Zu meiden

Feuer-Lebensmittel mit besonderer austrocknendem Charakter, Alkohol, starke Gewürze, fette Speisen.

Zu empfehlen

Evtl. Vitamin-Mangel abklären, Betonung der Erd-Nahrungsmittel, warme bis neutrale Metall-Nahrungsmittel, Austern (Leber beruhigen), yinisierende Kochmethoden.

Der ausgesparte Zungenbelag

117: Je nach topographischer Lage des ausgesparten Zungenbelages ist der entsprechende Organbereich im kranken Organismus zu stärken. Hier handelt es sich um eine Schwäche des *Qi* des Mittleren und Unteren Erwärmers (Milz, Niere, Blase) mit gleichzeitiger Schleim-Nässe im Körperinneren, die vom Körper nicht ausgeschieden werden kann (vgl. auch 116, 118.

Therapie

Unteren Erwärmer stärken
(Nieren stärken)
Schleim umwandeln

Akupunktur-Foramina

- Mi 6
- Ma 21
- Di 4
- Bl 18
- Le 3
- Le 14
- Di 11
- Bl 23 (116–118)
- Ma 36
- Ma 40
- Bl 20

Chinesische Phytotherapie (Rezeptur)

Rhemannia glutinosa, Paeonia lactiflora, Poria cocos, Dioscorea batatas, Pinellia ternata.

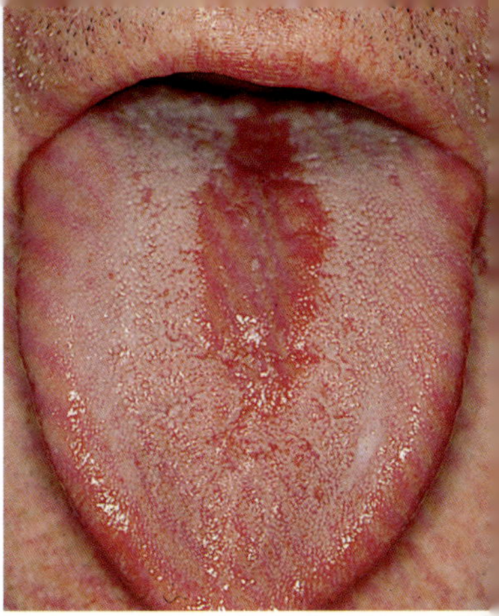

117 ▷ Charakter und Konsistenz des Belags

Chinesische Diätetik

• Zu meiden

Heiße Feuer-Lebensmittel, yangisierende Kochmethoden.

• Zu empfehlen

Wasser-Lebensmittel z. B. Meeresfrüchte, Algen (Sushi), Metall-Lebensmittel, die die Körperoberfläche öffnen, damit die Nässe ausgeschieden werden kann.

Der ausgesparte Zungenbelag

118: Der auffällige Zungenbelag im Bereich des Unteren Erwärmers spricht für eine Schleim-Nässe-Hitze, der ausgesparte Belag (»Landkartenzunge«) an Zungenmitte und -rändern deutet auf eine Schwäche des Mittleren Erwärmers und Beeinträchtigung der Leber hin.

Therapie

Nässe-Hitze a. d. UE ausscheiden
***Yin* stärken**
Leber beruhigen
Milz stärken

Akupunktur-Foramina

- Mi 6
- Ma 21
- Di 4
- Bl 18
- Le 3
- Le 14
- Di 11
- Bl 23 (116–118)
- Ma 36
- Ma 40
- Bl 20

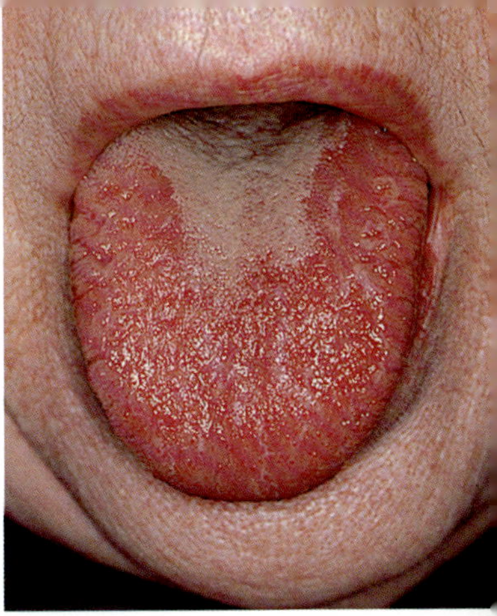

118 ▷ Charakter und Konsistenz des Belags

Chinesische Phytotherapie (Rezeptur)

Paeonia lactiflora, Angelica sinensis, Rhemannia glutinosa, Anemarrhena asphodeloides, Coptis chinensis, Bupleurum chinensis, Glycyrrhiza uralensis, Pinellia ternata.

Chinesische Diätetik

- **Zu meiden**

Heiße Feuer-Lebensmittel, yangisierende Kochmethoden.

- **Zu empfehlen**

Wasser-Lebensmittel, z.B. Meeresfrüchte, Algen (Sushi), Metall-Lebensmittel, die die Körperoberfläche öffnen, damit die Nässe ausgeschieden werden kann.

Der fehlende Zungenbelag

◘ 119: Ein fehlender oder ausgesparter Zungenbelag (»Landkartenzunge«) ist ein Zeichen, dass das *Qi* des Magens und/oder des Darms im Leere-Zustand ist.
Diese ältere Patientin leidet an einer Divertikulitis und an einer chronischen Zystopyelitis. Wenn sich der fehlende Zungenbelag allmählich wieder neu bildet, heißt dies, dass sich das *Qi* des Magens und Darms erholt hat (vgl. auch ◘ 120 – ◘ 124).

Therapie

NIEREN-*YIN* stärken
HITZE und FEUER ableiten
KÖRPERSÄFTE erzeugen

Akupunktur-Foramina

- B 23
- Ren Mai 4
- Ni 3
- Bl 20
- Mi 6
- Ma 37

Chinesische Phytotherapie (Rezeptur)

Paeonia lactiflora, Rhemannia glutinosa, Angelica sinensis, Glycyrrhiza uralensis, Ziziphus jujuba, Dioscorea batatas.

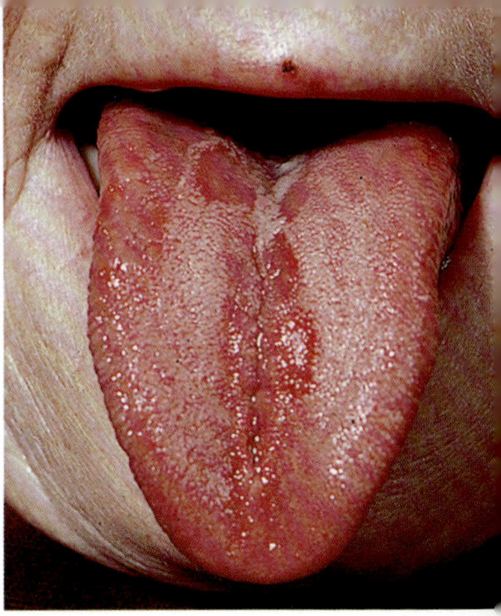

119 ▷ Charakter und Konsistenz des Belags

Chinesische Diätetik

- **Zu meiden**

Heiße Feuer-Lebensmittel, yangisierende Zubereitungsmethoden, Getränke: Rotwein, Schnaps, Kaffee.

- **Zu empfehlen**

Erd-Nahrungsmittel, Wasser-Nahrungsmittel (Meeresfrüchte), warme bis neutrale Metall-Nahrungsmittel, Getränke: generell viel trinken, grüner Tee.

Der fehlende und schwarze Zungenbelag

120: Diese Patientin leidet an einem schweren therapieresistenten Thorakal- und Lumbalsyndrom. Das Bild entstand während eines Rezidivs nach 3 Jahre zuvor erfolgreich durchgeführter Akupunktur-Behandlung. Die Zunge zeigt eine schwarze Verfärbung sowie fehlenden Belag im Bereich des Unteren Erwärmers, welcher der Niere und damit auch der Lendenwirbelsäule entspricht. Alle LWS-Syndrome und auch Bandscheibenleiden gehen ja gemäß der chinesischen Medizin ursprünglich von einer Nieren-Leere aus (vgl. auch 119, 121).

Therapie

NIEREN-*YIN* stärken
SCHLEIM umwandeln
INNERE HITZE ausscheiden

Akupunktur-Foramina

- Bl 23
- Bl 40
- Ni 7
- Bl 25
- Ma 36
- Bl 15
- Du Mai 3
- Mi 6

Chinesische Phytotherapie (Rezeptur)

Rhemannia glutinosa, Alisma plantago-aquatica, Angelica sinensis, Cornus officinalis, Dioscorea batatas, Glycyrrhiza uralensis.

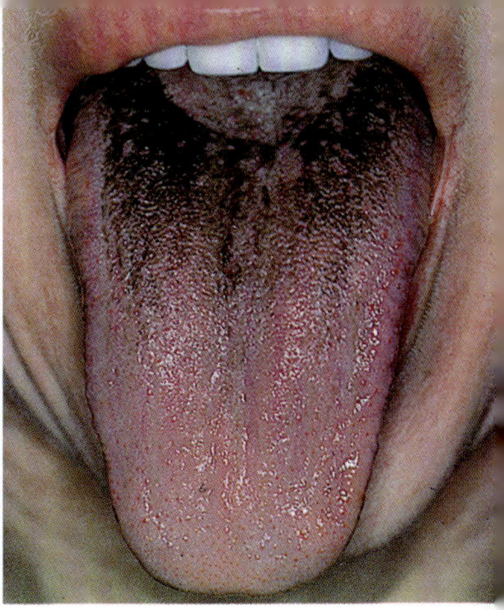

120 ▷ Charakter und Farbe des Belags

Chinesische Diätetik

- **Zu meiden**

Heiße Feuer-Lebensmittel, yangisierende Zubereitungsmethoden, Getränke: Rotwein, Schnaps, Kaffee.

- **Zu empfehlen**

Erd-Nahrungsmittel, Wasser-Nahrungsmittel (Meeresfrüchte), warme bis neutrale Metall-Nahrungsmittel,
Getränke: generell viel trinken, grüner Tee.

Der fehlende und schwarze Zungenbelag

◘ 121: Nach fünf Akupunkturbehandlungen hat sich bei der Patientin der schwarze Zungenbelag in einen weißlich-gelben umgewandelt. Das LWS-Syndrom ist erheblich gebessert und die weitere Prognose gut (vgl. auch ◘ 120).

Therapie

NIEREN-*YIN* stärken
SCHLEIM umwandeln
INNERE HITZE ableiten

Akupunktur-Foramina

- Bl 23
- Bl 40
- Ni 7
- Bl 25
- Ma 36
- Bl 15
- Du Mai 3
- Mi 6

Chinesische Phytotherapie (Rezeptur)

Atractylodes macrocephala, Rhemannia fermentata *(Shu-Di-Huang)*, Dioscorea batatas, Ziziphus jujuba, Glycyrrhiza uralensis.

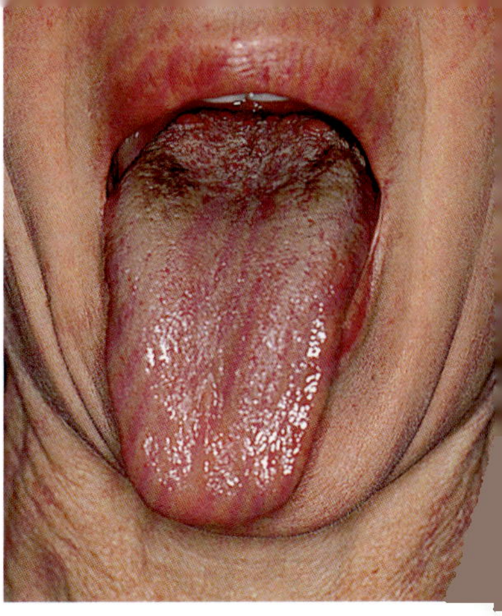

121 ▷ Charakter und Farbe des Belags

Chinesische Diätetik

- **Zu meiden**

Heiße Feuer-Lebensmittel, yangisierende Zubereitungsmethoden, Getränke: Rotwein, Schnaps, Kaffee.

- **Zu empfehlen**

Erd-Nahungsmittel, Wasser-Nahrungsmittel (Meeresfrüchte), warme bis neutrale Metall-Nahrungsmittel,
Getränke: generell viel trinken, grüner Tee.

Fehlender oder weißer Zungenbelag

◘ 122: Weißer Belag bei rotem Zungenkörper. Der Patient ist an einer schweren Non-A-Non-B-Hepatitis erkrankt (vgl. ◘ 123).

Therapie

Leber beruhigen

Nässe-Hitze aus Leber und Gallenblase ausleiten

Akupunktur-Foramina

- Le 3 (2)
- Le 14
- Bl 19
- Mi 6
- Gb 24
- Bl 23
- Mi 9
- Bl 18
- NP 88

Chinesische Phytotherapie (Rezeptur)

Pinellia ternata, Trichosanthes Kirilowii, Dioscorea batatas, Glycyrrhiza uralensis, Astragalus membranaceus

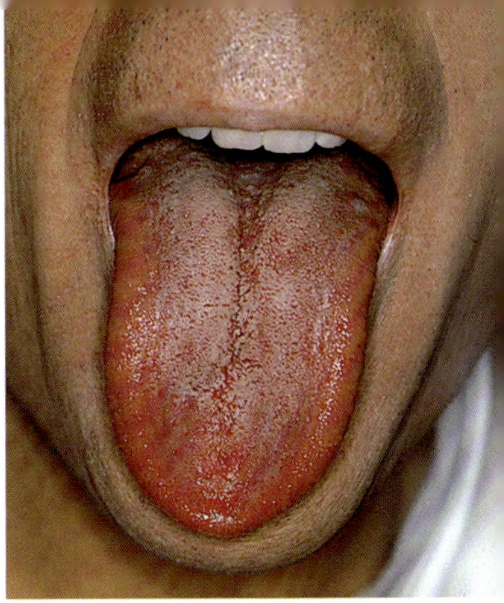

122 ▷ Charakter und Farbe des Belags

Chinesische Diätetik

- **Zu meiden**

Alkohol, zu süße Speisen.

- **Zu empfehlen**

Warme bis neutrale Erd-Nahrungsmittel, Austern (Beruhigen der Leber).

Der dünne weiße Zungenbelag

◘ 123: Hier liegt eine schwere Leber- und Nieren-*Yin*-Leere bei Nässe-Hitze in Leber und Gallenblase vor, die sich schon stark gebessert hat (gleicher Patient wie ◘ 122).

Therapie

YIN stärken
HITZE kühlen
FEUER ableiten
PSYCHE (SHEN) beruhigen

Akupunktur-Foramina

- Mi 6
- Bl 25
- Di 11
- Ren Mai 14
- Le 3
- Ren Mai 4, 6
- Du Mai 14
- Bl 23
- Bl 18

Chinesische Phytotherapie (Rezeptur)

Bupleurum chinense, Anemarrhena asphodeloides, Paeonia lactiflora, Uncaria rhynchophylla, Ophiopogon japonicus, Glycyrrhiza uralensis

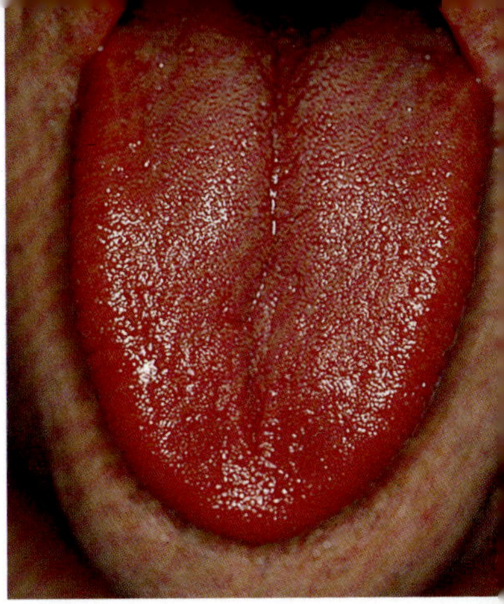

123 ▷ Charakter und Farbe des Belags

Chinesische Diätetik

- **Zu meiden**

Thermisch heiße Feuer-Lebensmittel, zu starke Gewürze, austrocknende Getränke wie Kaffee, Rotwein, Schnaps, zu viel Salz, generell Alkohol meiden.

- **Zu empfehlen**

Austern (Beruhigen der Leber), Nahrungsmittel aus dem Holz-Element, Wasser-Lebensmittel v.a. Meeresfrüchte zur Nieren-*Yin*-Stärkung.

Der fehlende Zungenbelag bei rotem Zungenkörper

124: Es handelt sich um eine schwere Leere des Magen-*Qi* und Blut-Leere bei latenter *Yin*-Leere im Inneren. Ein völlig fehlender Belag ist Zeichen einer schweren Krankheit. Bildet sich der fehlende Belag neu, bessert sich die Prognose.

Therapie

YIN und BLUT stärken

Akupunktur-Foramina

- Mi 6
- Ren Mai 6
- Bl 20
- Mi 10
- Ren Mai 4 und 12
- Di 11
- Ma 36
- Bl 23

Chinesische Phytotherapie (Rezeptur)

Rhemannia glutinosa, Astragalus membranaceus, Ophiopogon japonicus, Angelica sinensis, Glycyrrhiza uralensis.

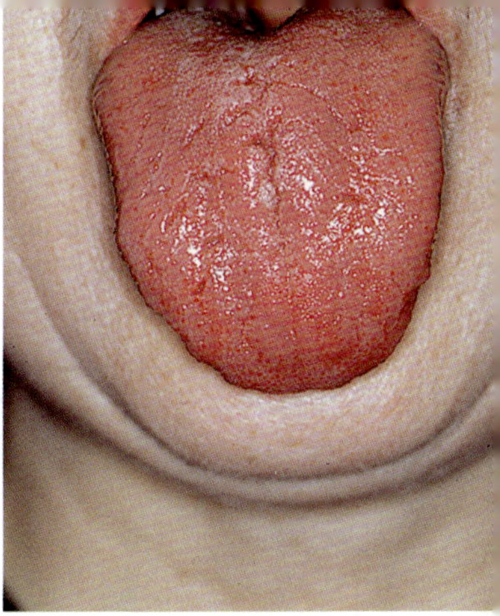

124 ▷ Charakter des Belags und Farbe des Zungenkörpers

Chinesische Diätetik

- **Zu meiden**

Heiße Feuer-Lebensmittel, Alkohol.

- **Zu empfehlen**

Gemüsesuppe mit Angelica sinensis (1 l auf 2 EL mind. 30 min. kochen).

Die rote trockene Zunge

125: Diese Zunge dokumentiert einen über viele Jahre verantwortungslos applizierten Gebrauch von Steroiden (Cortison). Die Zunge zeigt eine daraus resultierende schwere Erschöpfung des *Yin* an, die auch mit chinesischer Medizin fast nicht mehr behandelbar ist. Dennoch ging es der Patientin nach Akupunktur und chinesischen Kräutern besser, ihr jahrelanges Asthma klang ab.

Therapie

Yin **und Blut stärken**

Lunge öffnen

Akupunktur-Foramina

- Mi 6
- Di 11
- Bl 20
- Ma 36
- Bl 15
- Ren Mai 6
- Bl 23

Chinesische Phytotherapie (Rezeptur)

Angelica sinensis, Rhemannia glutinosa, Ephedra sinica, Atractylodes macrocephala, Pinellia ternata, Ophiopogon japonicus, Glycyrrhiza uralensis, Zingiber officinalis.

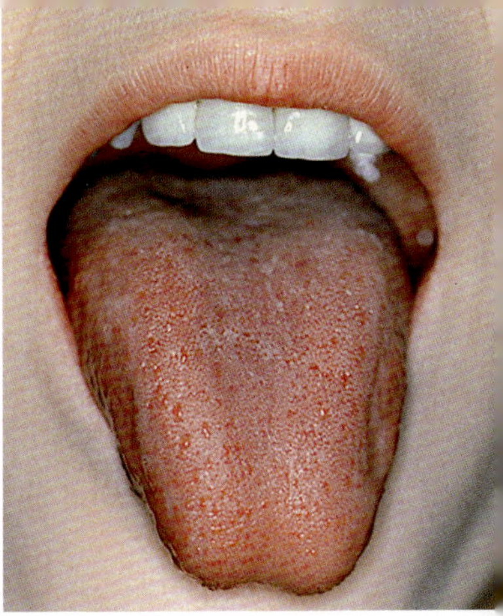

125 ▷ Farbe und Konsistenz des Zungenkörpers, Charakter des Zungenbelags

Chinesische Diätetik

• Zu meiden

Thermisch heiße Feuer-Lebensmittel.

• Zu empfehlen

Metall-Nahrungsmittel, die die Lunge stärken (Zwiebeln, Senf, Kresse u.a.), Nieren stärken durch Wasser-Nahrungsmittel (Meeresfrüchte, Algen).

Amorphe Zunge

126: Diese Zunge ist ohne Konsistenz, sie zeigt fetzenartigen, klebrigen Belag, der in sich vielfach unterbrochen ist. Zungenkörper ist blass-blau-rot. Schwere Erkrankung. Diagnose: Lupus erythematodes. Multiple Gelenk- und Gliederschmerzen (Fibromyalgie) und schwerste Erschöpfung.

Therapie

Essenz stärken
Milz und Niere stärken
Schleim lösen

Akupunktur-Foramina-Foramina

- Ma 36
- Bl 23
- Ren Mai 4 (Moxa)
- Di 4
- Mi 6
- Bl 20
- Ren Mai 14
- He 7
- Mi 9
- Ren Mai 6
- Di 11

Chinesische Phytotherapie (Rezeptur)

Dioscorea batatas, Atractylodes macrocephala, Panax Ginseng, Codonopsis pilosula, Pinellia ternata, Prunus persica, Angelica sinensis, Glycyrrhiza uralensis.

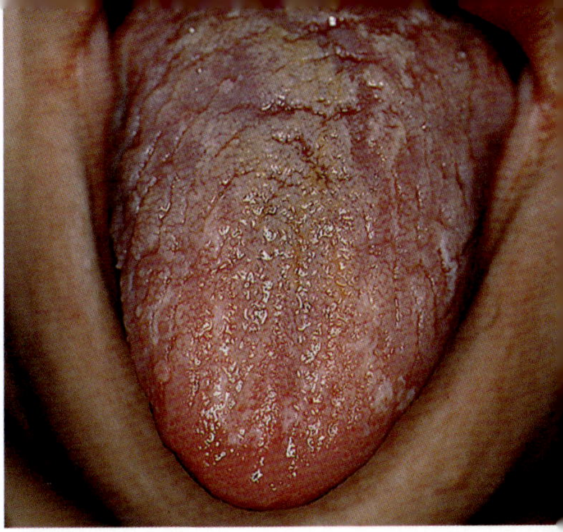

126 ▷ Farbe, Charakter und Konsistenz des Zungenkörpers; Charakter und Konsistenz des Belags

Chinesische Diätetik

Zu meiden

Nahrungsmittel, die die Schleimbildung begünstigen, d. h. sehr süße Erd-Nahrungsmittel, die befeuchtend wirken. Auch zu salzige Nahrungsmittel leiten die Feuchtigkeit nach unten sowie zu saure Nahrungsmittel aus dem Holz-Element ziehen zusammen.

Zu empfehlen

Metall-Nahrungsmittel, die die Oberfläche öffnen, Erd-Nahrungsmittel, die die Milz stärken. Kompott aus Fructus jujuba (chinesische rote Dattel) mit Ingwer und Honig.

Pathologisches Zungenbild, schwere Störung

127: Schwer gestörtes pathologisches Zungenbild mit dickem gelb-klebrigem Belag am Zungengrund, ausgestanzt fehlendem Belag am linken Zungenrand und an der Zungenspitze (»Landkartenzunge«). Der Zungenkörper ist feurig gerötet. Der Patient leidet an Herpes zoster, an Insomnie und Reizbarkeit (inneres Feuer mit Schleimansammlung).

Therapie

SCHLEIM lösen
INNERES FEUER auslöschen

Akupunktur-Foramina

- Ma 40
- Di 11
- Bl 20
- Lu 1
- Ma 36
- Di 4
- Bl 15
- Le 3
- Mi 6
- Bl 23
- He 7
- Le 14

Chinesische Phytotherapie (Rezeptur)

Pinellia ternata, Trichosanthes kirilowii, Ostrea gigas, Paeonia lactiflora, Stegodon orientalis, Uncaria rhynchophylla, Alisma plantago-aquatica, Poria cocos, Glycyrrhiza uralensis.

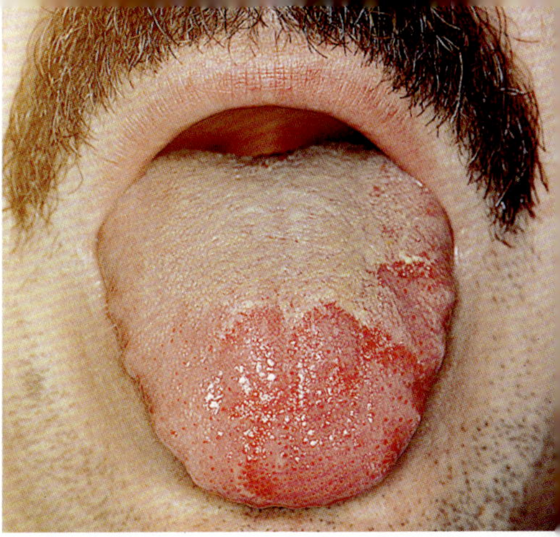

127 ▷ Farbe und Form des Zungenkörpers; Farbe, Charakter und Konsistenz des Belags

Chinesische Diätetik

• Zu meiden

Feuer-Nahrungsmittel mit heißem, austrocknendem Charakter, stark gegrilltes Fleisch. Sehr scharf gewürzte Speisen. Yangisierende Kochmethoden.

• Zu empfehlen

Kühlende und erfrischende Nahrungsmittel aus dem Holz-Element zur Stärkung der Leber. Austern zum Beruhigen der Leber. Yinisierende Kochmethoden. Erfrischende Nahrungsmittel aus allen Elementen.

Getränke: Wasser, grüner Tee.

Pathologisches Zungenbild

128: Gerötete Zungenspitze, generalisierte Schleimansammlung über dem Mittleren und Unteren Erwärmer. Herz-Feuer bei Schwäche von Milz und Magen. Insomnie und Konzentrationsschwäche.

Therapie

Herz beruhigen
Schleim lösen
Milz stärken

Akupunktur-Foramina

- Bl 15
- Bl 20
- Mi 2
- Ma 36
- Bl 14
- Bl 23
- He 3
- Ma 40
- Du Mai 14
- Mi 6
- He 7

Chinesische Phytotherapie (Rezeptur)

Pinellia ternata, Poria cocos, Trichosanthes Kirilowii, Cinnamomum cassia, Ziziphus jujuba, Paeonia lactiflora, Glycyrrhiza uralensis.

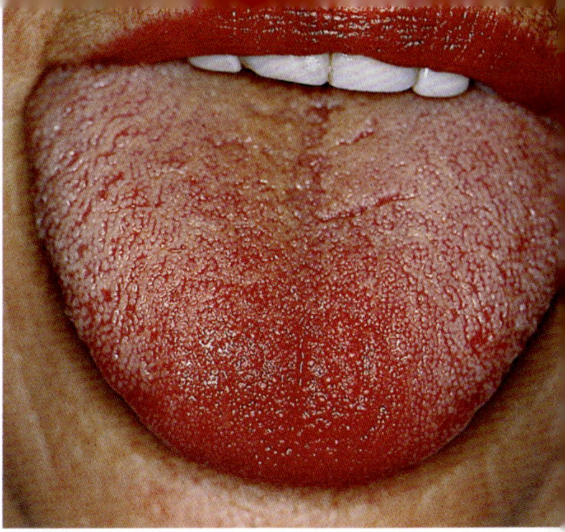

128 ▷ Farbe des Zungenkörpers; Farbe, Charakter und Konsistenz des Belags

Chinesische Diätetik

- **Zu meiden**

Feuer-Nahrungsmittel mit heißem, austrocknendem Charakter, stark gegrilltes Fleisch. Sehr scharf gewürzte Speisen. Alkohol. Yangisierende Kochmethoden.

- **Zu empfehlen**

Erd-Nahrungsmittel (nicht zu süß) zur Stärkung der Milz (Kartoffeln, Kürbis, Möhren u.a.), Metall-Nahrungsmittel, die den Verdauungstrakt nicht reizen, zur Öffnung der Oberfläche und Lösen des Schleimes warme und neutrale Feuer-Lebensmittel (bitterer Geschmack).

Pathologisches Zungenbild

129: Rote Zungenspitze mit geröteten fadenförmigen Papillen, etwas trockener Zungenschleimhaut, leicht geschwollene Zunge.

Therapie

YIN stärken
HERZ-FEUER löschen
MILZ-YANG stärken

Akupunktur-Foramina

- Ma 36
- Bl 21
- He 3
- Mi 6
- Di 11
- Bl 20
- Gb 20

Chinesische Phytotherapie (Rezeptur)

Bupleurum chinense, Glycyrrhiza uralensis, Pinellia ternata, Poria cocos, Atractylodes macrocephala.

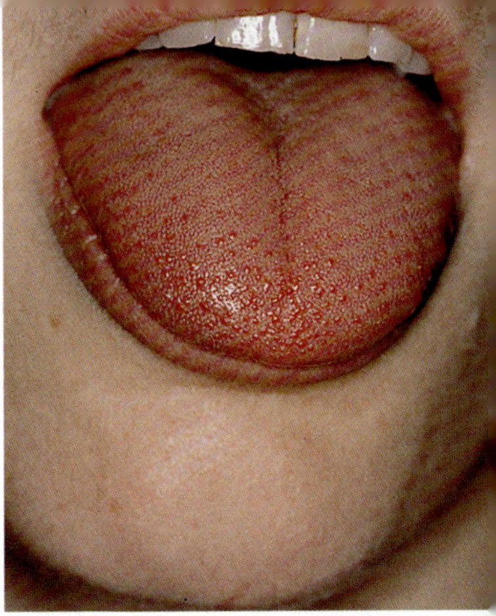

129 ▷ Farbe und Form des Zungenkörpers; Konsistenz

Chinesische Diätetik

- **Zu meiden**

Nahrungsmittel mit heißem, austrocknendem Charakter, insbesondere starke alkoholische Getränke, gegrilltes Fleisch. Sehr scharf gewürzte Speisen. Yangisierende Kochmethoden.

- **Zu empfehlen**

Warme und heiße Erd-Nahrungsmittel, Spargel zur *Yin*-Stärkung, erfrischende Feuer-Lebensmittel zum Löschen des Herzfeuers (z.B. Chicorée). Yinisierende Kochmethoden.
Getränke: grüner Tee.

Pathologisches Zungenbild

130: Große rote Zunge (Zungenkörper) mit sehr leichtem weißen Belag; dazu aufgespalteter Mittlerer Erwärmer. Schleim-Blockierung. Beschwerden: Chronische Verdauungsprobleme und Rückenschmerzen. Kopfschmerzen, reizbare Stimmung.
Puls: gespannt und gleitend

Therapie

Milz stärken
Leber beruhigen
Schleim lösen

Akupunktur-Foramina

- Ma 40
- Bl 21
- Mi 6
- Di 11
- Bl 20
- Gb 20

Chinesische Phytotherapie (Rezeptur)

Bupleurum chinense, Glycyrrhiza uralensis, Pinellia ternata, Poria cocos, Atractylodes macrocephala.

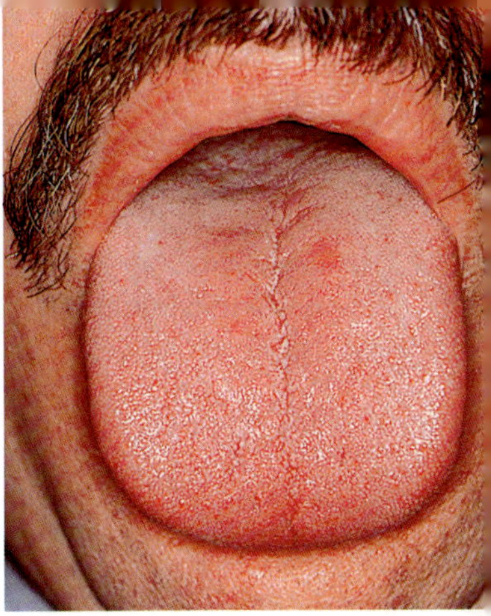

130 ▷ Farbe und Form des Zungenkörpers; Charakter und Konsistenz des Belags

Chinesische Diätetik

• Zu meiden

Nahrungsmittel mit heißem, austrocknendem Charakter aus dem Feuer-Element, insbesondere alkoholische Getränke, stark gegrilltes Fleisch. Scharf gewürzte Speisen. Yangisierende Kochmethoden.

• Zu empfehlen

Kühlende und erfrischende Nahrungsmittel aus dem Holz-Element zur Stärkung der Leber. Austern zum Beruhigen der Leber. Viele Erd-Nahrungsmittel (nicht zu süß) zur Stärkung der Milz (Kartoffeln, Kürbis, Möhren u. a.), Metall-Nahrungsmittel, die den Verdauungstrakt nicht reizen zur Öffnung der Oberfläche.

Pathologisches Zungenbild

131: Gestaute Venen (V. sublingualis) bei Blutstauungssyndrom. Patientin leidet an Hypertonie, Angina pectoris und Varicosis cruris sowie Hämorrhoiden nach jahrelangem LWS-Syndrom bei Nieren-*Yin*-Leere.

Therapie

BLUTSTAUUNG auflösen (Huo-Xue)
BLUT stärken
NIEREN-*YIN* stärken
LEBER-*YANG* absenken

Akupunktur-Foramina

- Di 4
- Bl 20
- Ma 36
- Ren Mai 4
- Di 11
- Bl 23
- Mi 10
- Ren Mai 14
- Du Mai 14
- Bl 17
- Mi 6
- Gb 20

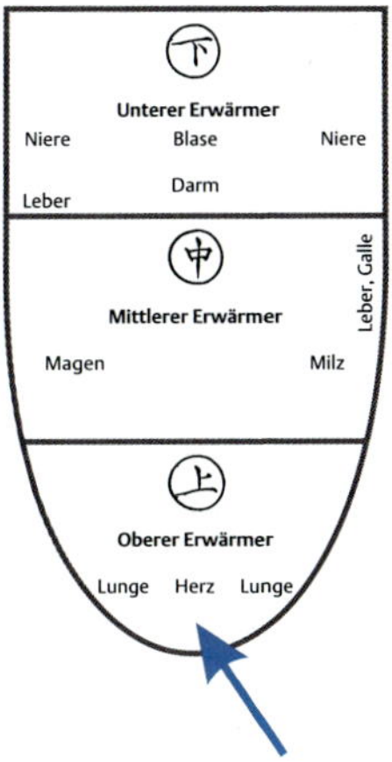

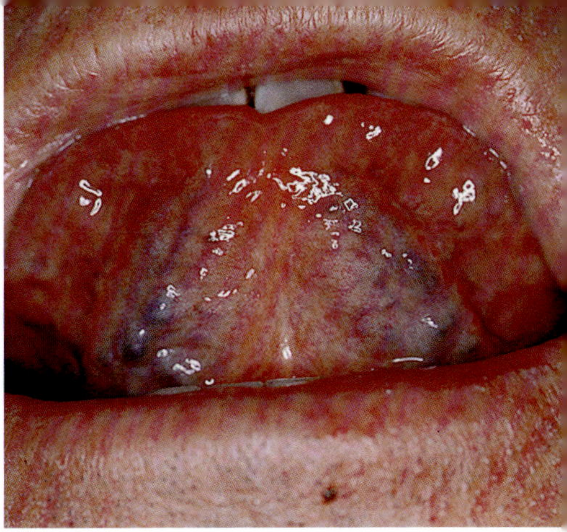

131

Chinesische Phytotherapie (Rezeptur)

Carthamus trinctorius, Salvia miltiorrhiza, Curcuma longa, Curcuma zedoaria, Glechoma longituba, Prunus Persica, Angelica sinensis, Glycyrrhiza uralensis, Dioscorea batatas, Rhemannia glutinosa

Chinesische Diätetik

- **Zu meiden**

Yangisierende Kochmethoden, Feuer-Lebensmittel, Kaffee.

- **Zu empfehlen**

Erd-Nahrungsmittel, yinisierende Kochmethoden, Gemüsesuppe mit Angelica sinensis.

6 Typische topografische Zungenveränderungen und differenzierende Syndrome

Im Folgenden werden noch einige typische Zungenveränderungen dokumentiert, die für bestimmte Erkrankungen charakteristisch sind.

Die Zungenspitze zeigt die Verfassung des Oberen Erwärmers mit Herz und Lunge an

Fall 1 (◘ 132): Diese Patientin entwickelte um das 45. Lebensjahr eine Leere des Herz-*Yin* und eine Leere des Herzblutes *(Xin-Xue-Xu)* mit Nervosität, Herzklopfen, Schlaflosigkeit und Nachtschweiß. Zugleich bildete sich auf ihrer Zungenspitze eine runde glänzende Warze.
Die Therapie mit Akupunktur zielte auf das Stärken des Herz-*Yin* und des Herzblutes ab. Die Patientin ist nach 10 Behandlungen geheilt. Sie hat keinerlei Beschwerden mehr, arbeitet voll in ihrem Beruf und nimmt auch keine Medikamente mehr ein.

Therapie

HERZ-*YIN* stärken
BLUT stärken
NIEREN-*YIN* stärken

Akupunktur-Foramina

- Pe 6
- Ren Mai 12
- Bl 23
- Mi 10 und Mi 6
- He 7
- Ren Mai 6
- Bl 20
- He 3
- Bl 15

Chinesische Phytotherapie (Rezeptur)

Rhemannia glutinosa, Poria cocos, Alisma plantago-aquatica, Ophiopogon japonicus, Cinnamomum cassia, Glycyrrhiza uralensis.

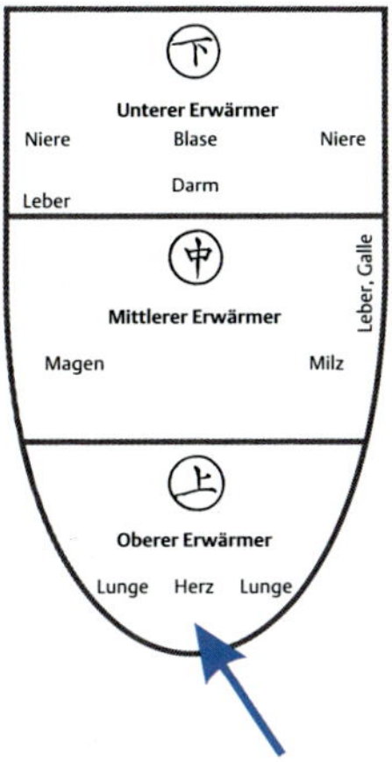

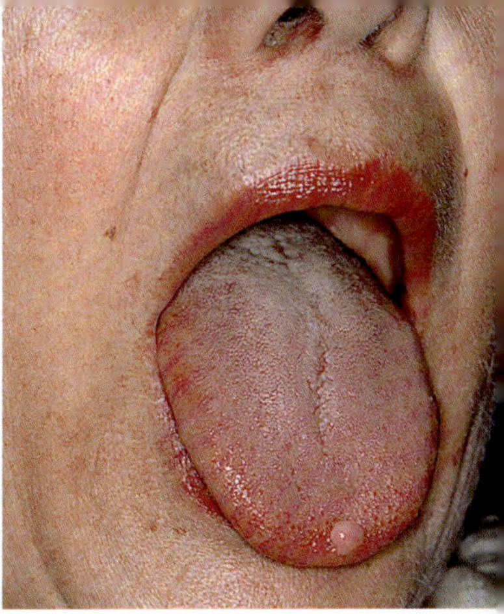

132

Chinesische Diätetik

• Zu meiden

Zu salzige Lebensmittel, heiße Feuer-Lebensmittel, wie Chillies, hochprozentigen Alkohol, gegrilltes Fleisch u. a.

• Zu empfehlen

Nahrungsmittel, die Säfte spenden, also Erd- und Holz-Nahrungsmittel (v.a. Weizen und Sauerkirschen). Ebenfalls sind nicht zu salzige Wasser-Lebensmittel zu wählen, die das Nieren-*Yin* stärken (Meeresfrüchte, Algen).

Die Zungenränder zeigen Leber und Gallenblase an.

Fall 2a (◘ 133): Diese Patientin verschluckte ihr Gebiss. Sie wurde daraufhin in der chirurgischen Universitätsklinik Göttingen notoperiert und erhielt dabei eine Bluttransfusion mit einer durch Hepatitisviren verseuchten Blutkonserve. So wurde sie mit einer Hepatitis C infiziert, und sie leidet seit dem an einer schweren Lebererkrankung mit beginnender Leberzirrhose. Erst die Akupunktur brachte ihr Besserung. Von schulmedizinischer Seite wurde ihr gesagt: »Sie müssen mit ihrer Leberzirrhose leben.«

Therapie

BLUTSTAUUNG auflösen
***YIN* und BLUT stärken**

Akupunktur-Foramina

- Le 3
- Ren Mai 12
- Di 11
- Le 14
- Ren Mai 14
- Du Mai 14
- Ren Mai 6
- Pe 6
- Gb 20

Chinesische Phytotherapie (Rezeptur)

Carthamus tinctorius, Curcuma longa, Glechoma longituba, Salvia miltiorrhiza, Paeonia lactiflora, Angelica sinensis, Glycyrrhiza uralensis.

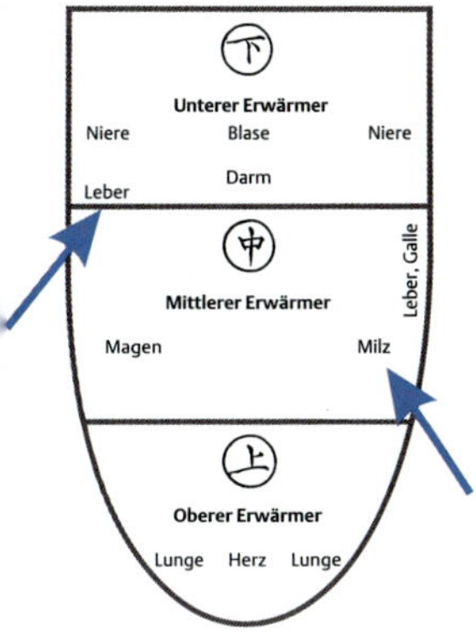

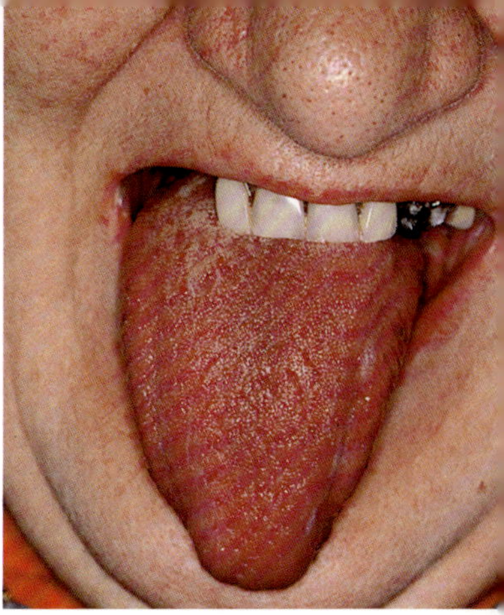

133

Chinesische Diätetik

- **Zu meiden**

Thermisch heiße Feuer-Lebensmittel, Kaffee, jeglichen Alkohol, yangisierende Zubereitungsmethoden (Grillen, Pökeln etc.)

- **Zu empfehlen**

Säfte spendende Nahrungsmittel aus dem Erd- und Holz-Element (Geschmack süß und sauer), viel Wasser trinken, yinisierende Kochmethoden.

Fall 2b (◘ 134): Die Venenstauung am Zungenrand der Patientin (siehe ◘ 133) zeigt nach chinesischer Medizin eine Leberkrankheit an, nach westlicher Medizin ist dies ähnlich charakteristisch für eine von der zirrhotischen Leber ausgehende Blutstauung im kleinen, d. h. venösen Kreislauf.

Die Patientin klagte bei Behandlungsbeginn über schmerzhaften Druck im Leberbereich, über massive Nykturie, also nächtliches Wasserlassen und starke Nervosität. Nach fünf Akupunkturbehandlungen waren der Leberdruck und die Nykturie sowie die Nervosität verschwunden. Die Patientin fühlte sich rundum wohl.

Therapie

Blutstauung auflösen
***Yin* und Blut stärken**

Akupunktur-Foramina

- Le 3
- Ren Mai 12
- Di 11
- Le 14
- Ren Mai 14
- Du Mai 14
- Ren Mai 6
- Pe 6
- Gb 20

Chinesische Phytotherapie (Rezeptur)

Paeonia lactiflora, Alisma plantago-aquatica, Carthamus tinctorius, Curcuma longa, Prunus Persica, Glycyrrhiza uralensis.

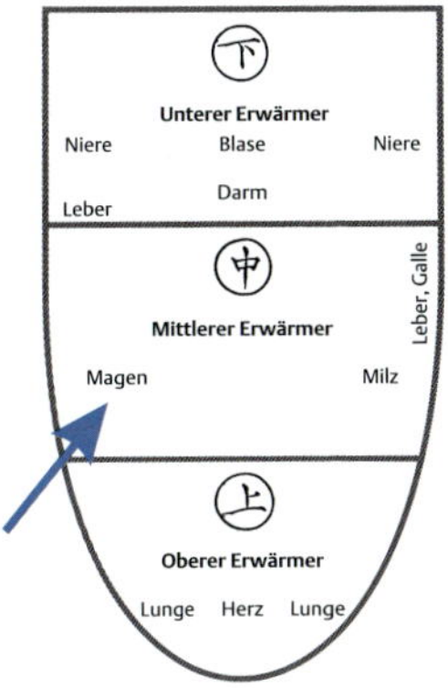

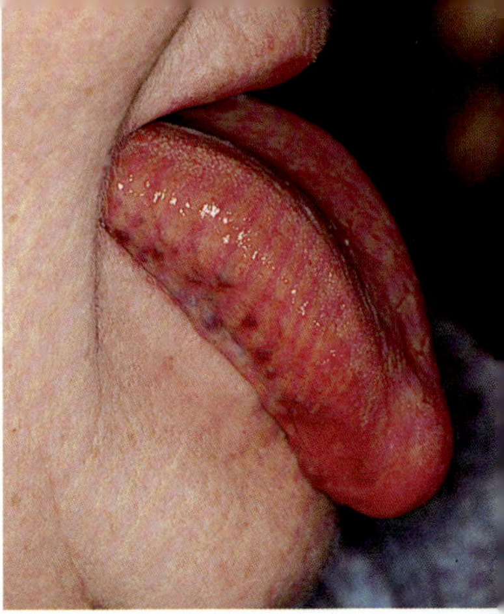

134

Chinesische Diätetik

- **Zu meiden**

Thermisch heiße Feuer-Lebensmittel, Kaffee, jeglichen Alkohol, yangisierende Zubereitungsmethoden (Grillen, Pökeln etc.).

- **Zu empfehlen**

Säfte spendende Nahrungsmittel aus dem Erd- und Holz-Element (Geschmack süß und sauer), viel Wasser trinken, yinisierende Kochmethoden.

Fall 3 (◘ 135): Diese Patientin leidet seit 25 Jahren an Bronchiektasien mit ständig auftretenden interkurrenten Infekten der oberen Luftwege. Das sichtbare Zungengeschwür liegt noch im Bereich des Oberen Erwärmers, in dem sich Lunge und Bronchien zeigen. Die Behandlung mit Akupunktur brachte ihre Krankheit nach jahrzehntelangen vergeblichen Behandlungen mit schulmedizinischen Methoden zum Abklingen. Es traten keine Infekte mehr auf. Die Patientin ist jetzt arbeits- und leistungsfähig.

Therapie

Oberen Erwärmer (Lunge) stärken
Schleim lösen
Abwehr *(Wei-Qi)* stärken

Akupunktur-Foramina

- Lu 7
- Ren Mai 6
- Bl 12
- Lu 1
- Ma 36
- Bl 13
- Lu 5
- Ma 40
- Bl 20, 23

Chinesische Phytotherapie (Rezeptur)

Ephedra sinica, Atractylodes macrocephala, Paeonia lactiflora, Carthamus tinctorius, Glycyrrhiza uralensis, Zingiber officinales, Pinellia ternata.

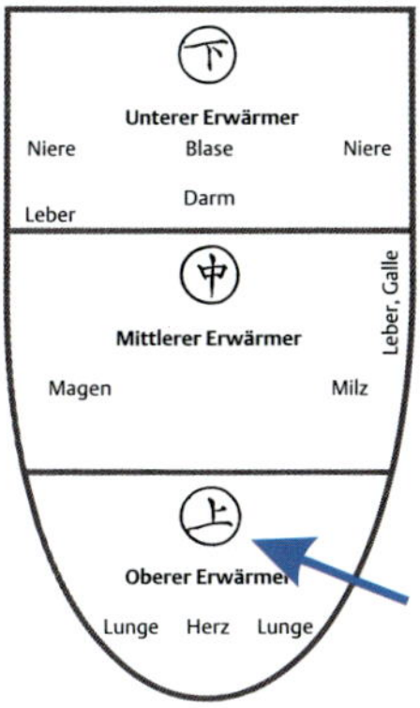

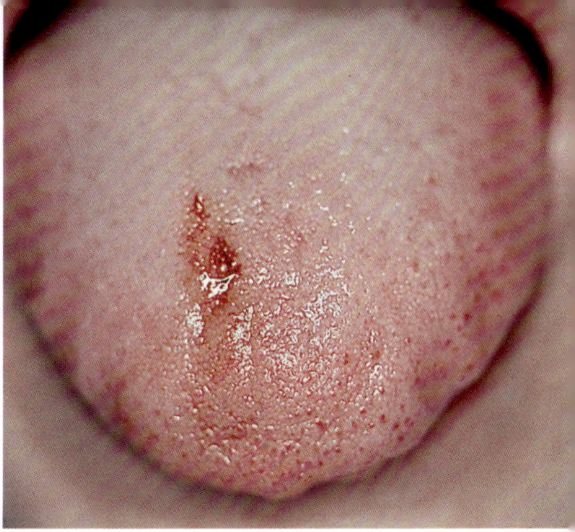

135

Chinesische Diätetik

- **Zu meiden**

Austrocknende Lebensmittel aus dem Feuer-Element (Kaffee, Hochprozentiges, Rotwein).

- **Zu empfehlen**

Metall-Nahrungsmittel, die die Oberfläche öffnen und den Schleim lösen (z. B. Zwiebeln, Meerrettich, Senf u. a.), Mittel zum wärmen der Inneren Organe und zur Stärkung des *Wei-Qi*: Zimt, Ingwer, Fenchel.

Farbe und Konsistenz dieses rissigen Zungenkörpers sind auffallend: insgesamt stark zerklüftet, dabei tief rot gefärbt.

Fall 4a (◘ 136): Die Patientin leidet seit Jahren an einer schweren allgemeinen Allergie gegen Pollen, Gräser, Tierhaare und zahlreiche Lebensmittel. Es handelt sich um eine schwere *Yin*-Schwäche mit generalisiertem inneren Feuer (vgl. ◘ 137).

Therapie

Abwehr *(Wei-Qi)* stärken
»Immunsystem« stärken

Akupunktur-Foramina

- Mi 6
- Di 20
- Bl 15
- Ni 3
- Ren Mai 12
- Bl 20
- Di 4
- Ren Mai 4
- Bl 21, 23

Chinesische Phytotherapie (Rezeptur)

Paeonia lactiflora, Poria cocos, Zingiber officinalis, Rhemannia glutinosa, Glycyrrhiza uralensis.

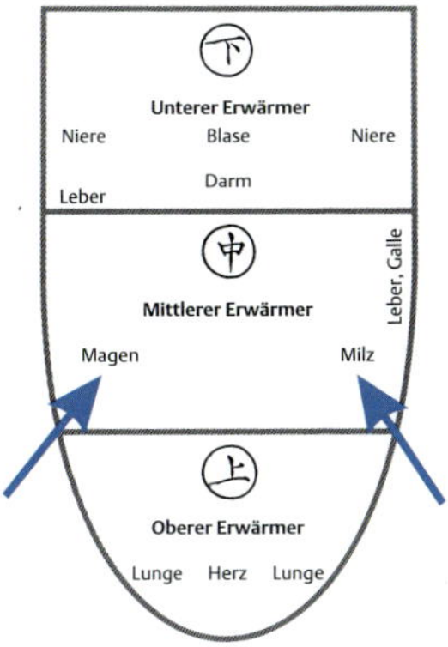

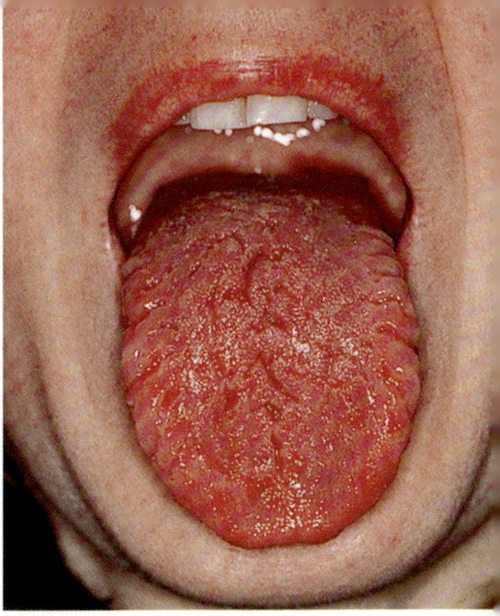

136

Chinesische Diätetik

• Zu meiden

Evtl. Lebensmittelunverträglichkeiten bzw. -allergien ausschließen. Zu scharf gewürzte Speisen meiden, da diese einen Hitzezustand begünstigen. Thermisch zu kalte Lebensmittel meiden bzw. stark yinisierende Zubereitungsmethoden (z. B. Gefrieren) umgehen, da diese das Abwehrsystem zusätzlich belasten. Ebenfalls thermisch zu heiße Lebensmittel meiden, da diese das innere Feuer reizen.

• Zu empfehlen

Thermisch wärmende Speisen aus allen Elementen, vor allem Ingwer, Zimt, Fenchel (Heilpflanzensystematik Gruppe X), Spargel (zur *Yin*-Stärkung), Lebensmittel aus dem Erd-Element zur Stärkung des Mittleren Erwärmers.

Der Zungenkörper aus 136 verändert sich nur allmählich, da die Störung wesentlich konstitutionell ist.

Fall 4 b (137): Bereits nach einer Akupunkturbehandlung trat eine unmittelbare Besserung der allergischen Symptome wie Rhinitis, Konjunktivitis, Erbrechen nach den Mahlzeiten ein. Nach weiteren vier Akupunkturen war die Patientin weitgehend beschwerdefrei. Die Behandlung wurde indessen noch weitergeführt.

Therapie

ABWEHR *(Wei-Qi)* stärken
»IMMUNSYSTEM« stärken

Akupunktur-Foramina

- Mi 6
- Di 20
- Bl 15
- Ni 3
- Ren Mai 12
- Bl 20
- Di 4
- Ren Mai 4
- Bl 21, 23

Chinesische Phytotherapie (Rezeptur)

Paeonia lactiflora, Poria cocos, Zingiber officinalis, Rhemannia glutinosa, Glycyrrhiza uralensis.

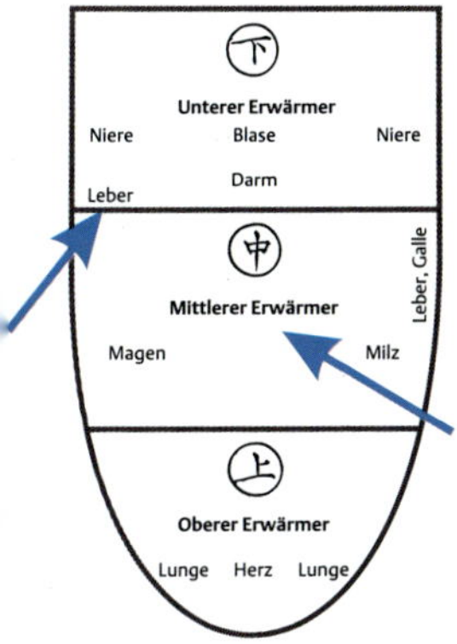

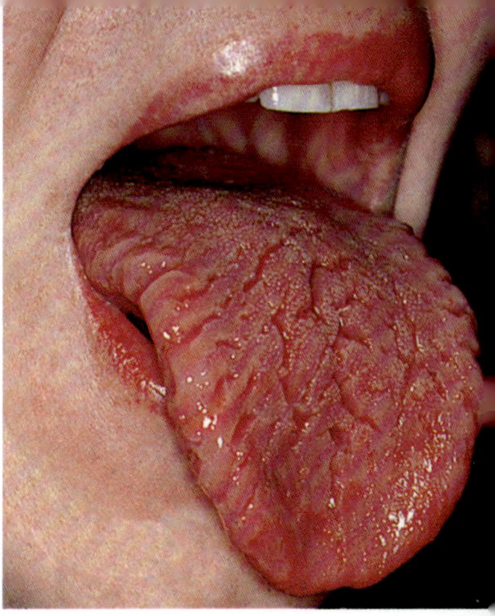

137

Chinesische Diätetik

• Zu meiden

Evtl. Lebensmittelunverträglichkeiten bzw. -allergien ausschließen. Zu scharf gewürzte Speisen meiden, da diese einen Hitzezustand begünstigen. Thermisch zu kalte Lebensmittel zu meiden bzw. stark yinisierende Zubereitungsmethoden (z. B. Gefrieren) umgehen, da diese das Abwehrsystem zusätzlich belasten. Ebenfalls thermisch zu heiße Lebensmittel verzu meiden, da diese das innere Feuer reizen.

• Zu empfehlen

Thermisch wärmende Speisen aus allen Elementen, vor allem Ingwer, Zimt, Fenchel (➤ Heilpflanzensystematik Gruppe X), Spargel (zur *Yin*-Stärkung), Lebensmittel aus dem Erd-Element zur Stärkung des Mittleren Erwärmers.

Der Zungengrund repräsentiert den Unteren Erwärmer (Niere, Blase, Genitalorgane, Dickdarm).

Fall 5 (◘ 138): Typischer dick-klebriger Belag am Zungengrund bei einem erschöpften Handelsvertreter mit chronischem LWS-Syndrom nach zweimaliger erfolgloser Discus-intervertebralis-Operation. Bereits acht Akupunkturen brachten erhebliche Besserung in Verbindung mit Rezeptur.

Therapie

NIERE stärken
***Qi* stärken**
SCHLEIM vertreiben

Akupunktur-Foramina

- Bl 23
- Ma 40
- RenMai 6
- Bl 25
- Bl 20
- RenMai 4
- Du Mai 3
- Mi 9
- Di 4

Chinesische Phytotherapie (Rezeptur)

Rhemannia glutinosa, Pinella ternata, Dioscorea batatas, Alisma plantago-aquatica, Atractylodes macrocephala, Glycyrrhiza uralensis.

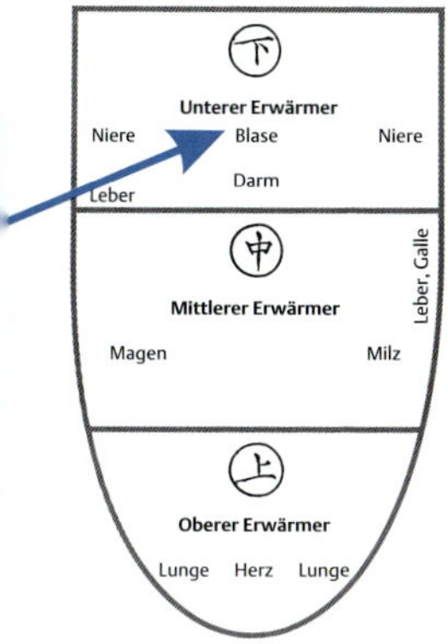

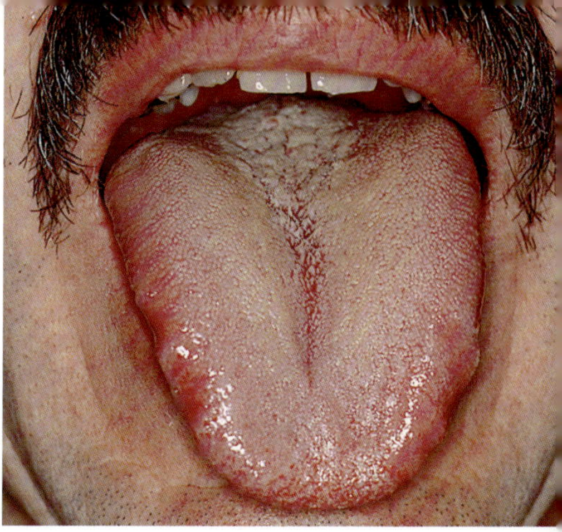

138

Chinesische Diätetik

• Zu meiden

Kalte Speisen und Rohkost, Tiefkühlkost, Eis.

• Zu empfehlen

Warme Mahlzeiten aus dem Erd-Metall-Element (Lauch, Fenchel, Gemüsepaprika, Sellerie).

Fall 6 (139): Dieser junge Patient (12 Jahre) hat eine chronische Tonsillitis mit Schlafstörungen. Es liegt eine innere Hitze, vor allem im Oberen Erwärmer (rote Zungenspitze) aber auch im Unteren Erwärmer (gelber Belag) vor.

Therapie

UNTEREN ERWÄRMER reinigen
HITZE kühlen

Akupunktur-Foramina

- Lu 1
- Ni 3
- Bl 15
- Lu 7
- Du Mai 14
- Bl 12
- Mi 6
- Bl 23

Chinesische Phytotherapie (Rezeptur)

Pueraria lobata, Ephedra sinica, Trichosanthes Kirilowii, Paeonia lactiflora, Rhemannia glutinosa, Rhemannia fermentata, Glycyrrhiza uralensis.

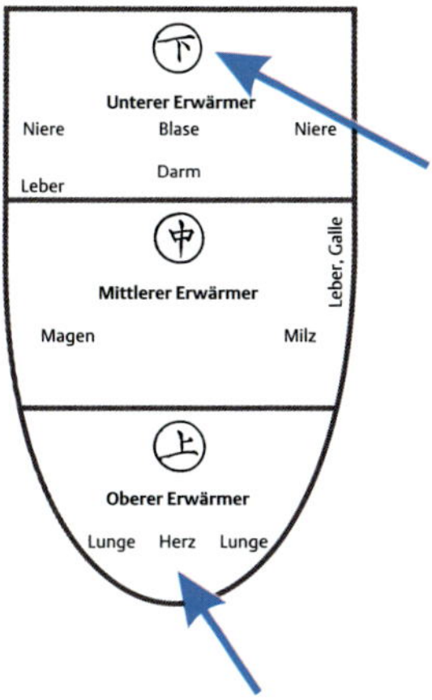

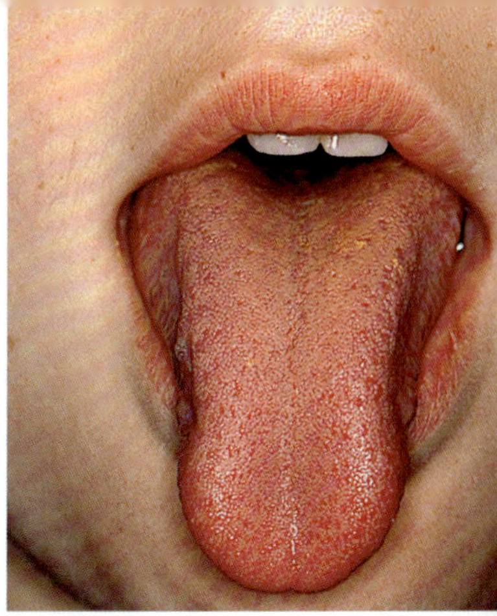

139

Chinesische Diätetik

- **Zu meiden**

Nahrungsmittel mit heißem, austrocknendem Charakter, insbesondere hochprozentige alkoholische Getränke, stark gegrilltes Fleisch und bitter-scharfe Gewürze.

- **Zu empfehlen**

Kühlende und erfrischende Nahrungsmittel aus dem Wasser-Element zur Stärkung der Niere sowie aus dem Erd-Element. Yinisierende Kochmethoden.

Viele Aufsplitterungen im Mittleren Erwärmer.

Fall 7 (◘ 140) Blasse, zerbrechliche und schwache Zunge.Multiple Furchen im Mittleren Erwärmer.
Es handelt sich um das Syndrom »Herz und Milz sind beide leer« *(Xin-Pi Liang-Xu).*

Therapie

MILZ (u. damit das HERZ) stärken

Akupunktur-Foramina

- Ma 36
- Ren Mai 12
- Bl 20
- Mi 4
- Di 11
- Bl 23
- Ren Mai 6
- Di 4
- Bl 15

Chinesische Phytotherapie (Rezeptur)

Atractylodes macrocephala, Dioscorea batatas, Poria cocos, Ziziphus jujuba, Cinnamomum cassia, Glycyrrhiza uralensis.

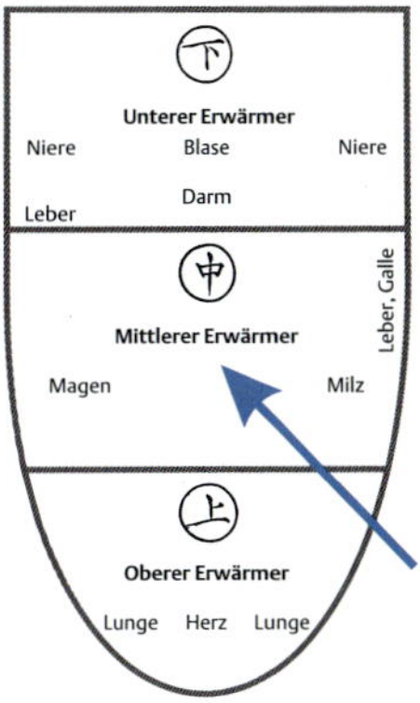

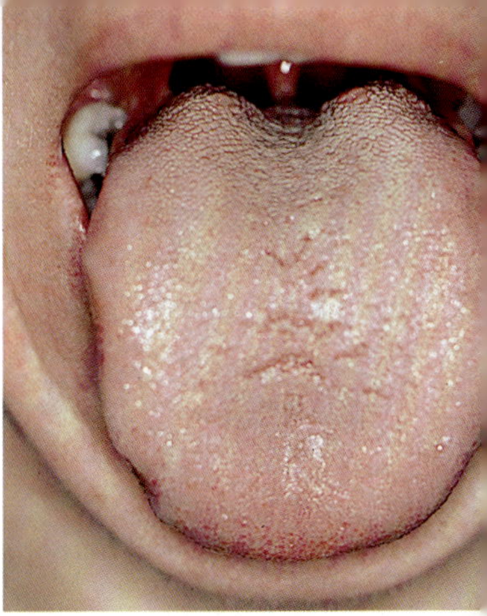

140

Chinesische Diätetik

• Zu meiden

Thermisch heiße Feuer-Lebensmittel, Rohkost.

• Zu empfehlen

Erd-Nahrungsmittel (süßer Geschmack), die Milz und Magen stärken, Vollkornprodukte; neutrale Feuer-Lebensmittel (bitterer Geschmack), die das Herz unterstützen.

Tan-Yin-Bild

141: Generalisierte Ansammlung von flüssigem, aber auch zähem Schleim *(Tan-Yin)* bei Kälteempfindlichkeit.
Die Patientin leidet an Asthma, Depressionen, Kreuzschmerzen.

Therapie

Schleim lösen
Niere und Milz stärken

Akupunktur-Foramina

- Ma 40
- Ren Mai 12
- Pe 6
- Mi 6
- Ma 36
- Bl 23
- Lu 1

Chinesische Phytotherapie (Rezeptur)

Trichosanthes Kirilowii, Pinellia ternata, Ephedra sinica, Paeonia lactiflora, Zingiber officinalis, Rhemannia glutinosa, Glycyrrhiza uralensis, Brassica alba.

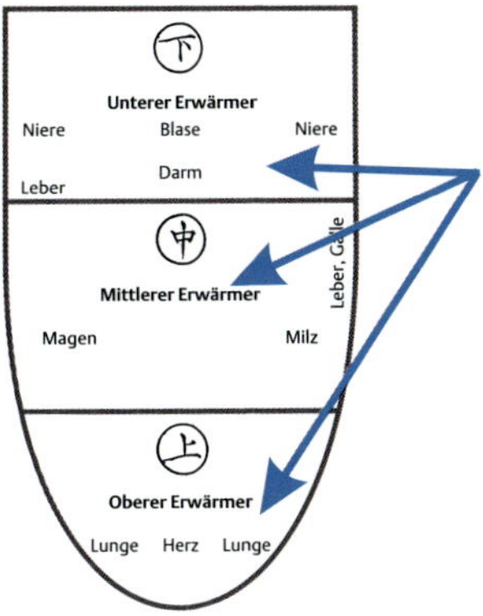

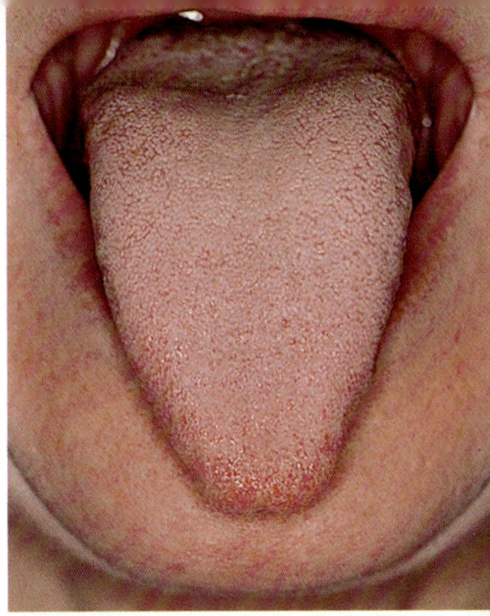

141

Chinesische Diätetik

- **Zu meiden**

Kalte Nahrungsmittel aus allen Elementen, yinisierende Kochmethoden.

- **Zu empfehlen**

Thermisch warme Lebensmittel aus dem Erd- und Wasser-Element (z. B. Kastanie, Kürbis, Kartoffel bzw. Fisch und Meeresfrüchte).

Belag am Zungengrund aber auch Färbung der Zungenspitze sowie Zungenränder müssen hier auffallen.

Fall 8 (◙ 142): Beispiel eines dicken klebrigen Zungenbelages (bei roter Zungenspitze und verkrampfter Zunge). Die Patientin leidet an Depressionen mit Schlaflosigkeit und tiefen Rückenschmerzen, dazu rezidivierende Zystopyelitiden. Neigung zu Aggressivität.

Therapie

Schleim lösen
Herz beruhigen
Leber beruhigen

Akupunktur-Foramina

- Ma 40
- Ren Mai 6 und 4
- Pe 6
- Bl 23
- Ni 7
- Mi 6
- Bl 25
- He 7
- Le 3

Chinesische Phytotherapie (Rezeptur)

Pinellia ternata, Bupleurum chinense, Uncaria rhynchophylla, Paeonia lactiflora, Cinnamomum cassia, Poria cocos, Glycyrrhiza uralensis.

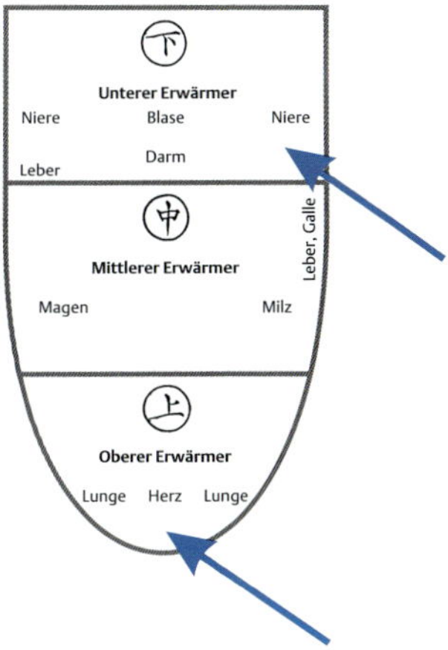

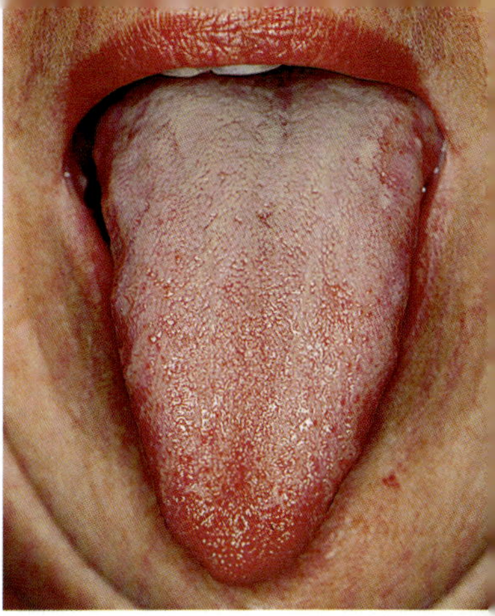

142

Chinesische Diätetik

- **Zu meiden**

Nahrungsmittel mit heißem, austrocknenden Charakter, insbesondere heiße, alkoholische Getränke, stark gegrilltes Fleisch und bitter-scharfe Gewürze; jeglichen Alkohol meiden.

- **Zu empfehlen**

Kühlende und erfrischende Nahrungsmittel aus dem Holz-Element sowie aus dem Feuer-Element (Chicorée, Löwenzahn), yinisierende Kochmethoden, Spargel zur *Yin*-Stärkung, Wassermelone zum Hitze kühlen. Viel Wasser trinken zur Leberentlastung.

Fall 9 (143)

Feuerrote Zunge mit dickem klebrigen Belag in der Mitte und am Zungengrund (westl. Diagnosen: Hypertonie, Hepatopathie, Kopfschmerzen, Schwindel), aufgewulstete Zungenränder.

Therapie

Leber beruhigen
Wind ausscheiden
Schleim umwandeln
Hitze vertreiben

Akupunktur-Foramina

- Le 3
- Di 11
- Le 2
- Mi 6
- Du Mai 14
- Ma 36
- Gb 20

Chinesische Phytotherapie (Rezeptur)

Bupleurum chinense, Paeonia lactiflora, Ostrea gigas, Uncaria rhynchophylla, Paeonia lactiflora, Glycyrrhiza uralensis.

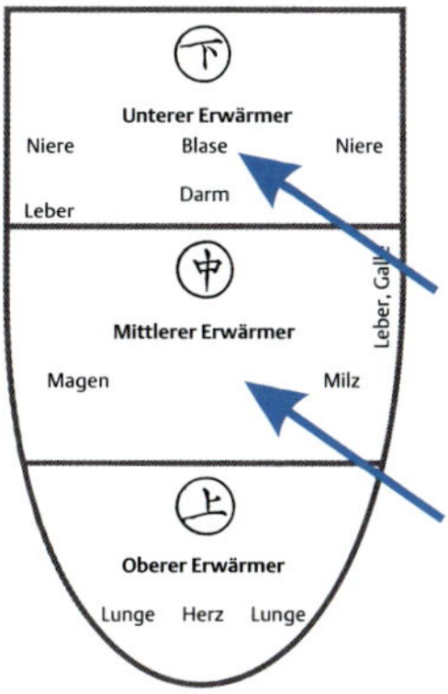

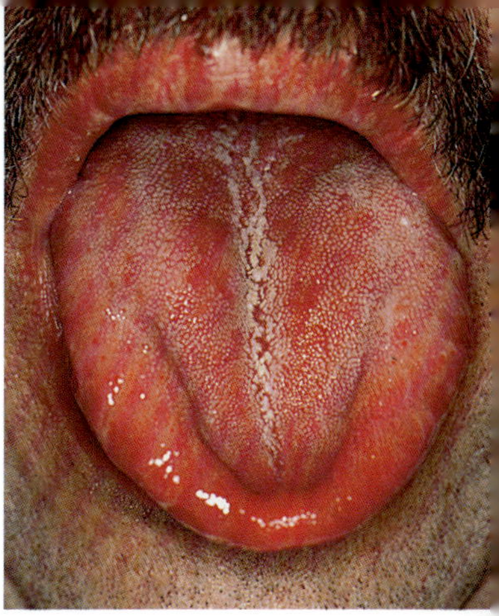

143

Chinesische Diätetik

• Zu meiden

Thermisch heiße Feuer-Lebensmittel, Alkohol, yangisierende Kochmethoden (Grillen, Braten, Pökeln u. a.).

• Zu empfehlen

Holz-Lebensmittel, Austern zum Leber beruhigen, viel trinken v.a. Sauermilcherzeugnisse und verdünnten Fruchtsaft.

7 Verlaufsbeurteilung anhand der Zungendiagnostik

Klinisch und therapeutisch bedeutsam sind die Veränderungen des Zungenbelags im Verlauf einer Krankheit. Wir zeigen dies an einigen Beispielen.

Fall 1: Schwere Hepatitis (👁 144a–i)

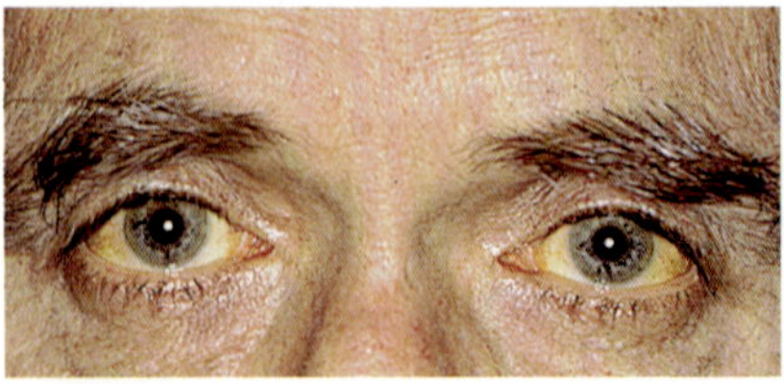

👁 144a

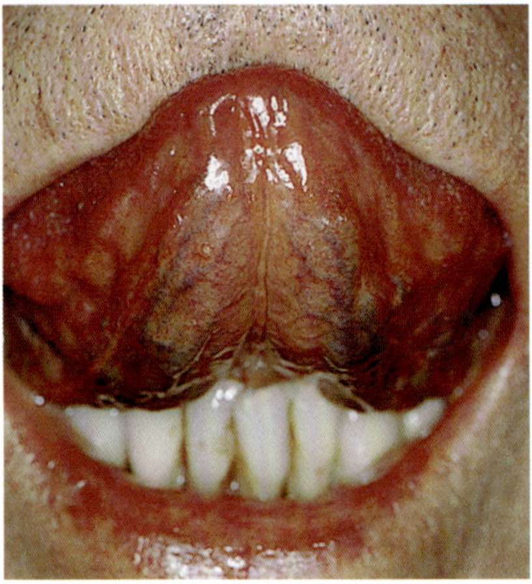

👁 144b

👁 144a, b: Dieser Patient kam mit einer schweren Gelbsucht (das Bilirubin lag bei 23,7 mg/dl) bei dekompensierter Hepatopathie nach Hepatitis Non-A-Non-B in die Behandlung. Es handelte sich um eine beginnende Leberzirrhose. Ihm war von der Klinik zu einer Lebertransplantation geraten worden, andernfalls müsse er innerhalb weniger Wochen sterben. Das war vor 13 Jahren (1988). Glücklicherweise war damals kein Organspender vorhanden, denn sonst wäre der Patient heute wohl nicht mehr am Leben.

👁 144c–f: Nach drei Akupunkturen normalisierten sich die exzessiv erhöhten Transaminasen und das Bilirubin dramatisch. Die Zunge und die Augen reflektierten diese Entwicklung in den verschiedenen Phasen: wechselnder Belag zeigt sich und verschwindet wieder. Die gelb gefärbte Zungenunterseite bekommt wieder normales Aussehen. Die Rötung des Zungenkörpers (Hitze!) wechselt. Nach drei Monaten konnte der Patient seine anspruchsvolle Berufstätigkeit als leitender Angestellter wieder aufnehmen.

Weiterer Verlauf und Therapiezusammenfassung ➢ S. 226/227

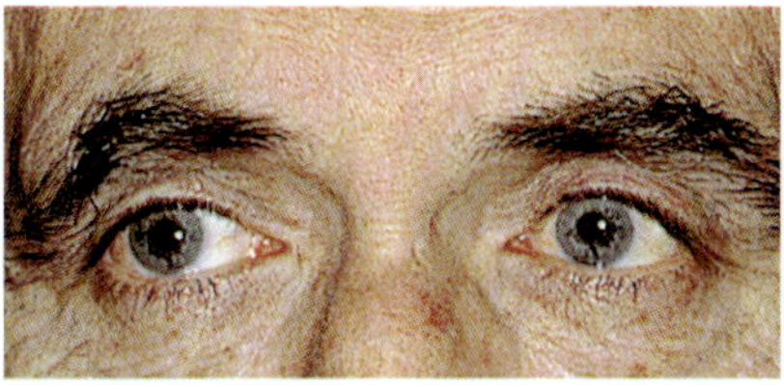

144c

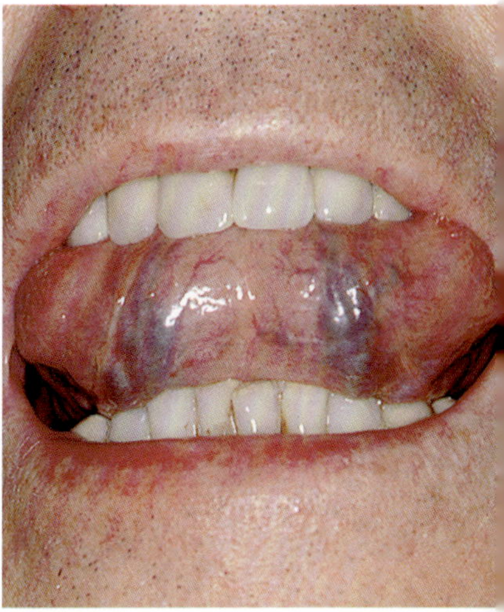

144d

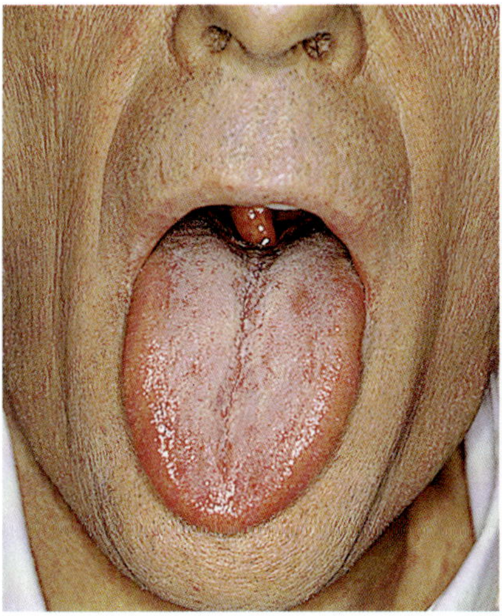

144e

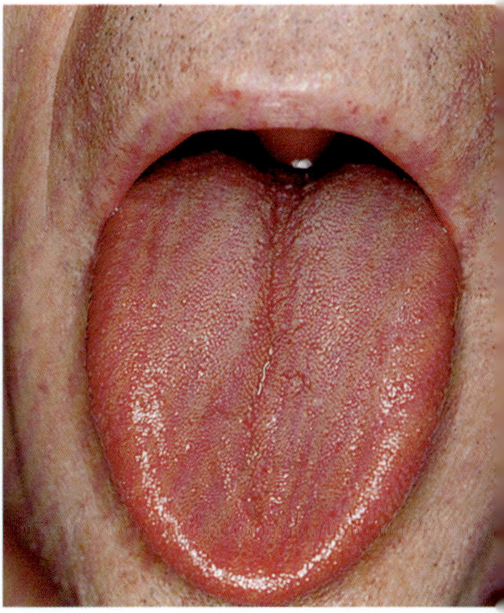

144f

144g, h: Ein Jahr später erlitt er einen Rückfall mit erneutem Bilirubin- und Transaminasen-Anstieg.
Vier Jahre nach Ausbruch seiner Hepatitis heiratete er. Heute ist er weitgehend gesund.
144i: Normalisierte Zunge mit etwas zu rotem Zungenkörper (Hitze!); sechs Jahre nach 144b und e.

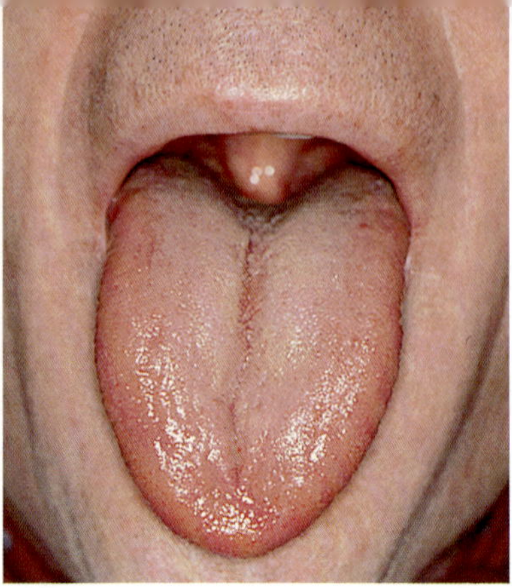

144g

Therapie

BLUTSTAUUNG auflösen
LEBER stärken
HITZE kühlen
GIFT ausscheiden

Akupunktur-Foramina

- Ma 36
- Mi 6
- Le 3
- Gb 34
- Le 14
- NP 88 (Hepatitis)
- Du Mai 20
- Du Mai 14
- Bl 18
- Bl 19
- Bl 23, 20

Im Wechsel Bl 25, Bl 14, Bl 15, Gb 20 sowie weitere Foramina zur Milz-Stärkung.

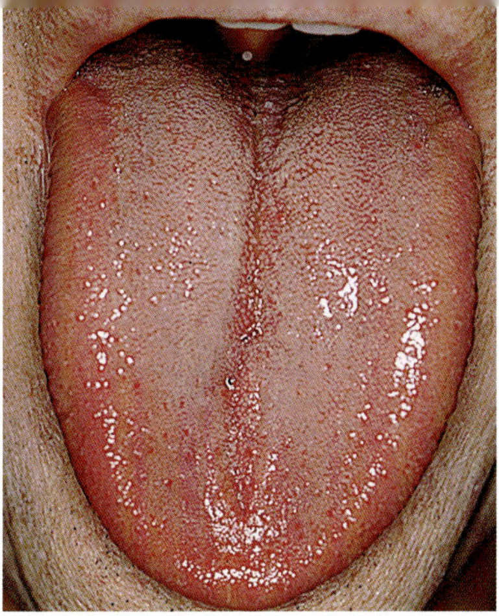

144h

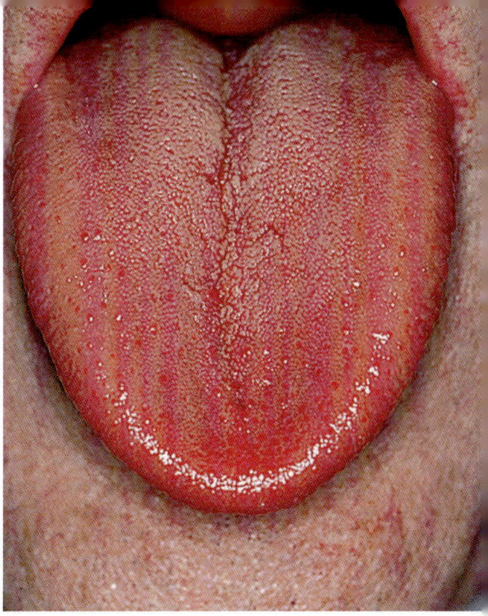

144i

Chinesische Phytotherapie (Rezeptur)

Bupleurum chinense, Rhemannia glutinosa, Paeonia lactiflora, Ostrea gigas, Uncaria rhynchophylla, Prunus Persica, Artemisia capillaris, Angelica sinensis, Glycyrrhiza uralensis, Atractylodes macrocephala, Codonopsis pilosula, Trichosanthes kirilowii, Glycyrrhiza uralensis.

Chinesische Diätetik

- **Zu meiden**

Thermisch heiße Feuer-Lebensmittel, vor allem Alkohol und Kaffee.

- **Zu empfehlen**

Holz-Lebensmittel (z.B. Tomaten mit Balsamico, Petersilie, Sauermilchprodukte wie Magerquark, Austern (zum Beruhigen der Leber), warme und neutrale Erd-Nahrungsmittel zum Stützen des Mittleren Erwärmers.

Fall 2: Therapieresistentes WS-Syndrom (👁 145a, b)

Diese Patientin litt an einem schweren unter konventioneller Behandlung seit Jahren völlig therapieresistenten Thorakal- und Lumbalsyndrom. Sie kommt jetzt wegen eines Rezidivs nach bereits vor drei Jahren erfolgreich durchgeführter Akupunkturbehandlung. Das Zungenbild zeigt eine schwarze Verfärbung im Bereich des Unteren Erwärmers, was der Niere und damit auch der Lendenwirbelsäule entspricht. Alle LWS-Syndrome gehen ja gemäß der chinesischen Medizin ursprünglich von einer Nieren-Leere aus. Nach fünf Akupunkturen hat sich der schwarze Belag in einen weißlich-gelben umgewandelt. Das LWS-Syndrom ist erheblich gebessert. Die weitere Prognose ist gut.

Therapie

NIEREN-*YIN* stärken
SCHLEIM umwandeln
INNERE HITZE ausscheiden

Akupunktur-Foramina

- Bl 23
- Du Mai 3
- Bl 40
- Ren Mai 6
- Bl 25
- Du Mai 9
- Di 4
- Ma 40
- Bl 51
- Bl 15
- Di 11

Chinesische Phytotherapie (Rezeptur)

Rhemannia glutinosa, Alisma plantago-aquatica, Angelica sinensis, Cornus officinalis, Dioscorea batatas, Glycyrrhiza uralensis, Atracty-

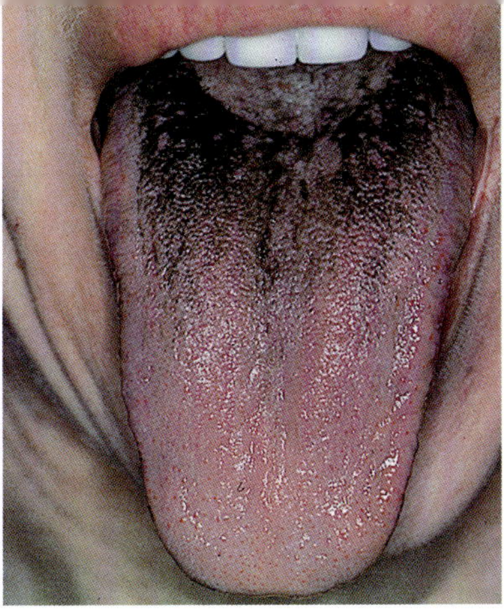

145a

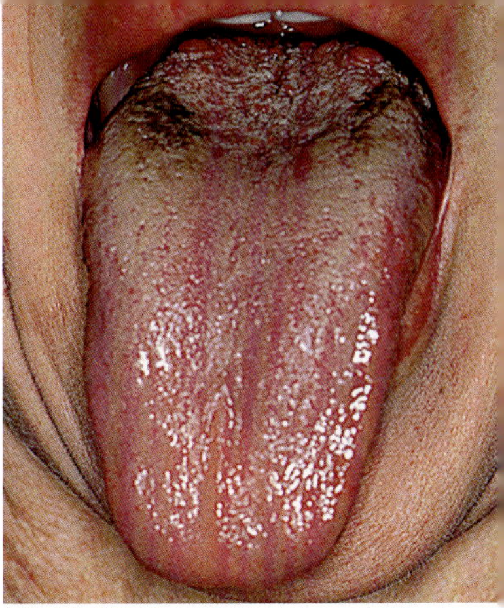

145b

lodes macrocephala, Rhemannia fermentata (Shu-Di), Ziziphus jujuba, Pinellia ternata.

Chinesische Diätetik

- **Zu meiden**

Heiße Feuer-Lebensmittel, yangisierende Zubereitungsmethoden, Getränke: Rotwein, Schnaps, Kaffee.

- **Zu empfehlen**

Erd-Nahrungsmittel, Wasser-Nahrungsmittel (Meeresfrüchte), warme bis neutrale Metall-Nahrungsmittel, Getränke: generell viel trinken, grüner Tee.

Therapieverlauf

Mit der Besserung des Zungenbildes geht die klinische Verbesserung der Beschwerden einher.

Fall 3: Menorrhagien (146a, b)

Aus der weitgehend normalen Zunge hat sich in 23 Jahren eine *Yin*- und Blut-Leere mit aufsteigendem Leere-Feuer entwickelt.

Zwischen diesen beiden Zungenaufnahmen liegen etwa 23 Jahre. Bei 146a war die Patientin weitgehend gesund; sie hatte außer einer Appendektomie keine ernsten Krankheiten durchgemacht. 146b entstand um ihr 45. Lebensjahr. Die Zunge ist jetzt rot, typisch für eine *Yin*-Leere, etwas geschwollen, Zahnabdrücke als Zeichen einer gleichzeitigen *Yang*-Schwäche sind erkennbar. Die Patientin litt in den vergangenen zehn Jahren an Schlafstörungen, Obstipation und gynäkologischen Beschwerden mit starken Menorrhagien, was Hitze-Feuer im Unteren Erwärmer ist. Sie wurde zweimal wegen eines Uterus myomatosus operiert, das letzte Mal mittels Hysterektomie, da es immer wieder zu unkontrollierten

Therapie

***Yin* und Blut stärken**
Hitze ausscheiden
***Yang* stärken**

Akupunktur

- Mi 6
- Ma 36 (Moxa)
- Di 4 und 11
- Ni 3
- Bl 23 und 15
- Mi 10
- Ren Mai 4
- Du Mai 14
- Bl 17

Chinesische Phytotherapie (Rezeptur)

Ophiopogon japonicus, Asparagus chochinchinensis, Ziziphus jujuba (rote Datteln), Angelica sinensis, Rhemannia glutinosa, Trichosanthes Kirilowii, Glycyrrhiza uralensis.

Blutungen gekommen war. Sie leidet jetzt an einer depressiven Verstimmung und Schlafstörungen, klagt über Nachtschweiß, innere Unruhe, Nervosität. Alles dies sind Zeichen einer *Yin*-Leere mit aufsteigendem *Yin*-Leere-Feuer, welches die Zunge rot färbt. Dieses Feuer ist so stark, dass sie auch im kältesten Winter nachts nur bei weit geöffneten Fenstern schlafen kann. Dadurch ist sie oft erkältet. Die Therapie besteht hier in einer *Yin*- und Blut-Stärkung.

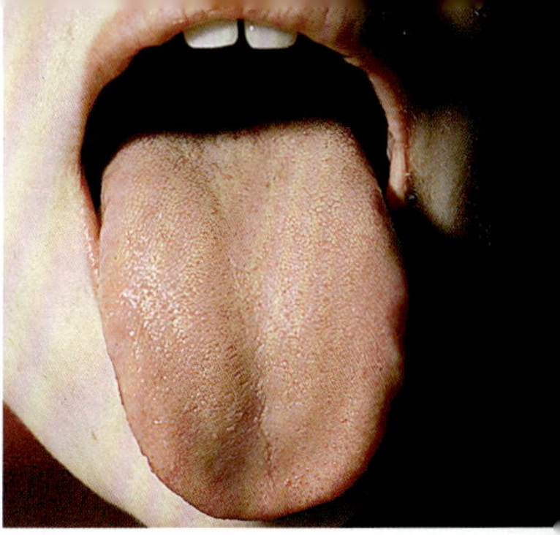

146a

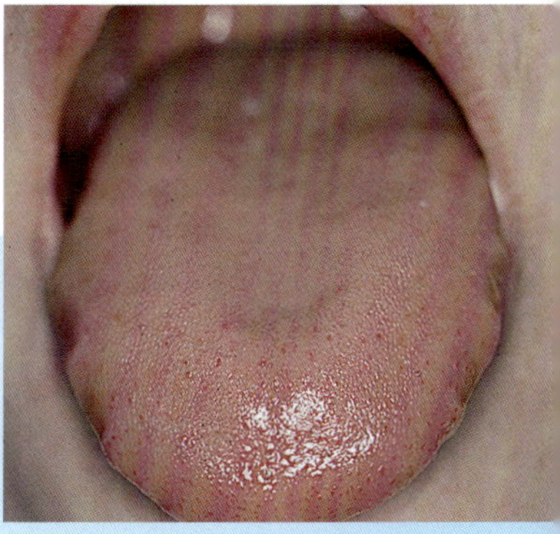

146b

Chinesische Diätetik

- **Zu meiden**

Thermisch sehr kalte und sehr heiße Lebensmittel. Lebensmittel aus dem Feuer-Element.

- **Zu empfehlen**

Getreide mit süßem Geschmack (Weizen, Gerste, Buchweizen, Hirse, Sojasprossen), Getreide mit salzigem Geschmack, erfrischende Lebensmittel, Rohkost und Milchprodukte. Wassermelone, Gurke.

Fall 4: Hemiplegie nach Apoplex (147a,b)

Verbesserung des schwarzen Zungenbelags zum hellbraunen Belag.

Dieser Patient leidet an den Folgen eines Schlaganfalls mit rechtsseitiger Hemiplegie. Der N. hypoglossus ist jedoch nicht betroffen. Der Patient hat über viele Jahre täglich ein bis zwei Liter Rotwein getrunken, was neuerdings im Ruhestand eher zugenommen hat. So entstand schließlich ein aufsteigendes Leber-*Yang* bei vermindertem Nieren-*Yin*, mit Leber-Feuer und schließlich mit Leber-Wind, der zum Apoplexie führte. Gestaute Hitze hat sich im Inneren, vor allem im UE angesammelt. Nach fünf Behandlungen hat sich der schwarze, durch die Hitze verursachte Belag zurück in gelblich braun umgewandelt. Dem Patienten geht es jetzt deutlich besser, er kann Arme und Beine wieder frei bewegen.

Therapie

YIN stärken
HITZE ausscheiden
LEBER beruhigen
FEUER ableiten.

Akupunktur

- Ma 36
- Ren Mai 6
- Gb 20
- Bl 23
- Ma 37
- Di 11
- Du Mai 14
- Le 3
- Gb 39
- Di 4
- Bl 15

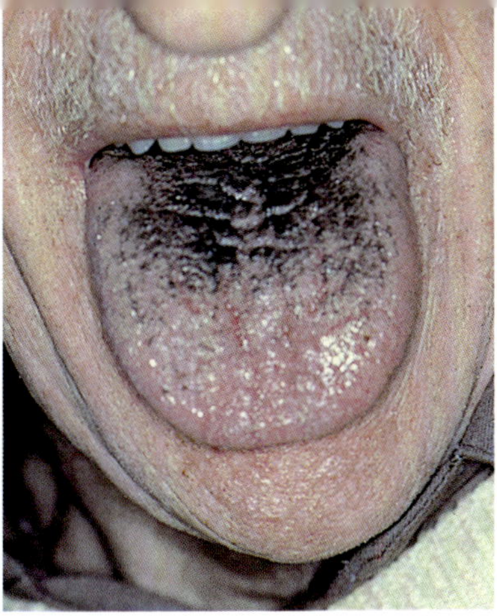

147a

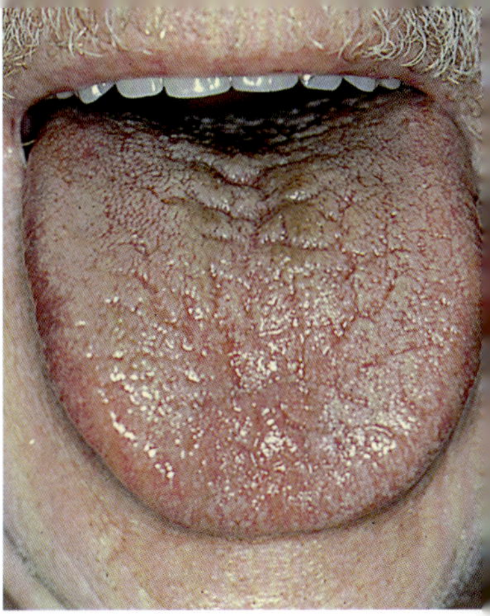

147b

Chinesische Phytotherapie (Rezeptur)

Paeonia lactiflora, Bupleurum chinensis, Ostrea gigas, Haliotis diversicolor, Stegodon orientalis, Glycyrrhiza uralensis, Uncaria rhynchophylla, Ophiopogon japonicus, Gypsum.

Chinesische Diätetik

- **Zu meiden**

Heiße Feuer-Lebensmittel, yangisierende Kochmethoden (Grillen, Pökeln), Getränke: Alkohol, Kaffee.

- **Zu empfehlen**

Austern (beruhigen der Leber), warme bis erfrischende Metall-Lebensmittel, Spargel zur *Yin*-Stärkung, yinisierende Zubereitungsmethoden, Getränke: grüner Tee, Fruchtsäfte aus Südfrüchten.

Therapieverlauf

Bei dem durch Schlaganfall halbseitig gelähmten Patienten zeigt die Zunge die deutliche Verbesserung auch der Gehbeschwerden (kein Gebrauch der Krücken mehr nötig) an.

8 Zungenbild bei Kopfschmerz

Dokumentation von 14 Fällen

Es werden 14 sehr unterschiedliche Zungenbilder von Patienten gezeigt, die ausnahmslos nach erfolgloser Behandlung mit westlicher Therapie, also mit Schmerzmitteln, Betablockern, Psychopharmaka oder aber nach ergebnisloser unsachgemäßer Akupunktur aufgrund westlicher Diagnosen, z.B. Migräne, Spannungskopfschmerz zu uns in die Klinik kamen. Die hier gezeigten Aufnahmen machen deutlich, warum die vorausgegangenen Therapien erfolglos bleiben mussten*. Durchweg waren einfach Kopfschmerzen ohne Syndromberücksichtigung behandelt worden.
Alle diese 14 Patienten wurden in unseren Praxen bzw. Kliniken für chinesische Medizin trotz negativer Behandlungsvorgeschichte von ihren Kopfschmerzen bzw. ihrer Migräne befreit. Zu bemerken ist, dass dabei in erster Linie Foramina am Körper, jedoch relativ wenige Einstichstrukturen am Kopf verwendet wurden. Das heißt: Die eigentliche Ursache der Kopfschmerzen liegt meist in einer Störung der inneren Körperorgane, nicht etwa nur am Kopf. Die erforderliche Behandlungszeit betrug bei allen 14 Patienten im Mittel zwei bis drei Monate mit 10 bis 15 einzelnen Therapiesitzungen.

* Die Syndromwirkung der zu den Bildern angegebenen einzelnen Foramina kann dem Lehrbuch »Die topographisch-anatomischen Grundlagen der chinesischen Akupunktur und Ohrakupunktur«, 6. Aufl., erschienen im Hippokrates-Verlag Stuttgart, entnommen werden.

Fall 1 (148) Kopfschmerz

Wir sehen eine helle, etwas geschwollene kleine Zunge mit ausgedehnten feinen Rissen im Bereich des Mittleren Erwärmers, also Milz und Magen. Der Patient ist sehr kälteempfindlich. Der Kopfschmerzcharakter ist dumpf, die Kopfschmerzen verstärken sich bei Kälte.
Es handelt sich um eine *Yang*-Leere der Milz.

Therapie

Milz-YANG stärken und wärmen
NÄSSE umwandeln/ausscheiden

Akupunktur-Foramina

- Ma 36
- Mi 6
- Mi 9
- Ren Mai 4 und 6
- Ren Mai 12
- Di 11
- Bl 20
- Bl 23

Die letzten beiden Foramina werden mit Moxibustion behandelt.

Chinesische Phytotherapie (Rezeptur)

Atractylodes macrocephala, Zingiber officinalis, Dioscorea batatas, Eucommia ulmoides, Poria cocos, Cinnamomum cassia, Glycyrrhiza uralensis.

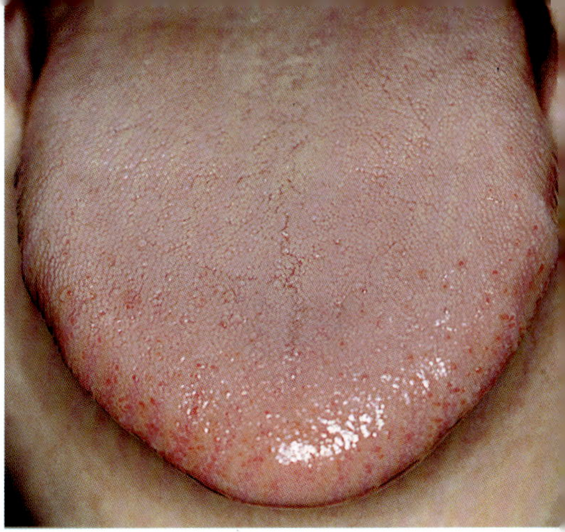

148

Chinesische Diätetik

• Zu meiden

Thermisch kalte Lebensmittel, yinisierende Kochmethoden, Speiseeis, Südfrüchte, Sprossen aller Art, Fruchtsäfte, Champignons, Algen.

• Zu empfehlen

Warme Erd-Lebensmittel, z. B. Reis, Gemüsefenchel, Kastanie, Kürbis;
Walnüsse als *Yang*-Stärkungsmittel aus der chinesischen Phytotherapie.

Fall 2 (149) Kopfschmerz

Wir sehen eine gerötete Zunge mit feinem weißen Belag und leicht geröteter Zungenspitze. Der Kopfschmerzcharakter ist brennend und der Kopfschmerz ist abhängig von der Periodenblutung. Die junge Patientin leidet zudem an Schlafstörungen.
Es besteht eine *Yin*-Leere mit aufsteigendem Leber-*Yang* und Herz-Feuer.

Therapie

YIN stärken
BLUT stärken
LEBER und HERZ beruhigen

Akupunktur-Foramina

- Mi 6
- Le 3
- Ren Mai 14
- Bl 15 und Du Mai 14
- Ni 3
- Mi 10
- Bl 23
- Ren Mai 4
- He 3
- Bl 18

Chinesische Phytotherapie (Rezeptur)

Angelica sinensis, Ophiopogon japonicus, Bupleurum chinense, Paeonia lactiflora, Ziziphus jujuba, Poria cocos, Equus asinus, Glycyrrhiza uralensis.

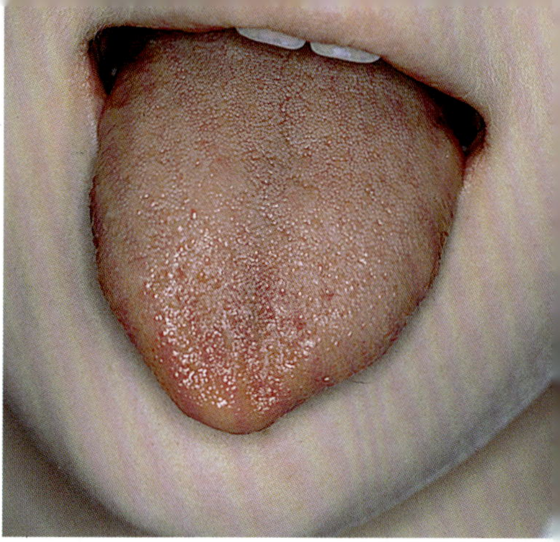

149

Chinesische Diätetik

- **Zu meiden**

heiße Metall- und Feuer-Lebensmittel, yangisierende Kochmethoden, zu Scharfes (=Metall) und Bitteres (=Feuer).

- **Zu empfehlen**

Austern (siehe Gruppe XI b der chinesische Heilpflanzen), 2 EL Angelika sinensis auf 1 l Hühner- oder Gemüsesuppe 30 min kochen, Spargel, erfrischende Holz-Lebensmittel, neutrale Feuer-Lebensmittel wie Rosenkohl, Feld- und Ruccolasalat.

Fall 3 (150) Kopfschmerz

Die Zunge ist ganz mit weißem klebrigem Belag bedeckt. Dieser ist bedingt durch eine Milz-Schwäche mit Ansammlung von Nässe und Schleim. Dadurch kann das klare *Yang* nicht zum Kopf aufsteigen, was dumpfe Kopfschmerzen mit Druck im Oberbauch und mit schweren Armen und Beinen verursacht.
Wir sprechen hier von einem Schleim-Nässe-Blockierungs-Kopfschmerz.

Therapie

MILZ stärken
SCHLEIM und NÄSSE
umwandeln und ausscheiden

Akupunktur-Foramina

- Ma 40
- Ren Mai 12
- Di 11
- Bl 15 und Du Mai 20.
- Mi 6
- Ma 21
- Bl 20,

Ren Mai 4,
- Bl 21

Chinesische Phytotherapie (Rezeptur)

Pinellia ternata, Atractylodes macrocephala, Astragalus membranaceus, Poria cocos, Grifola umbellata, Glycyrrhiza uralensis.

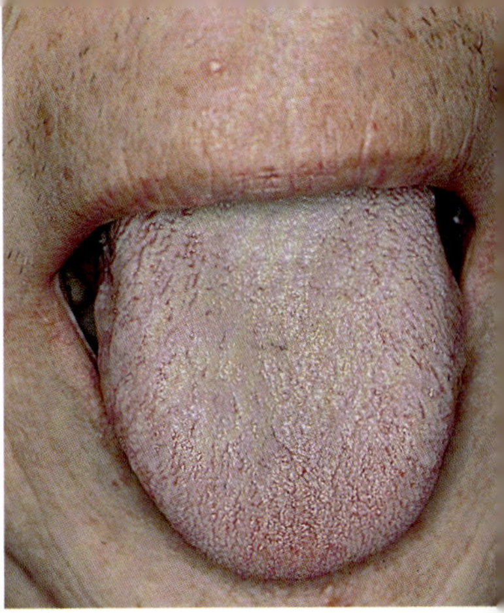

150

Chinesische Diätetik

• Zu meiden

Thermisch kalte Lebensmittel besonders aus dem Holz-Element (z. B. Tomate), *Yin* fördernde Kochmethoden, Speiseeis.

• Zu empfehlen

Metall-Lebensmittel, neutrale bis warme Erd-Lebensmittel wie Getreidegerichte, Kürbis, Kartoffel, Karotten u. a.

Fall 4 (◙ 151) Kopfschmerz

Die Zunge ist gerötet, die Zungenränder sind stark verdickt und zeigen eine feine blaue Venenzeichnung an der Unterseite. Der Kopfschmerzcharakter ist wandernd und der Patient klagt über Schwindel. Es handelt sich um eine Leber-*Yang*-Störung, bei der Feuer und innerer Wind nach oben zum Kopf aufsteigt. Ferner um eine Leber-Blut-Blockierung. Äußerer Wind, z.B. bei Frontendurchzug mit Sturm, verstärkt die Kopfschmerzsymptome. Der Patient ist sehr windempfindlich. Die Schmerzen sind vor allem an der rechten Schläfe lokalisiert.

Die zugehörige westliche Diagnose heißt »Leberschwellung bei Fettleber«, doch lässt sich darauf keinerlei sinnvolle und wirksame schulmedizinische Therapie begründen.

Therapie

LEBER beruhigen
PATHOLOGISCHES FEUER
und WIND auslöschen
BLUTZIRKULATION in der
Leber fördern

Akupunktur-Foramina

- Le 3
- Le 14
- Di 11
- Bl 18
- Ma 36
- Gb 8
- Du Mai 20
- Bl 23 und Du Mai 14
- Mi 10
- Di 4
- Gb 20

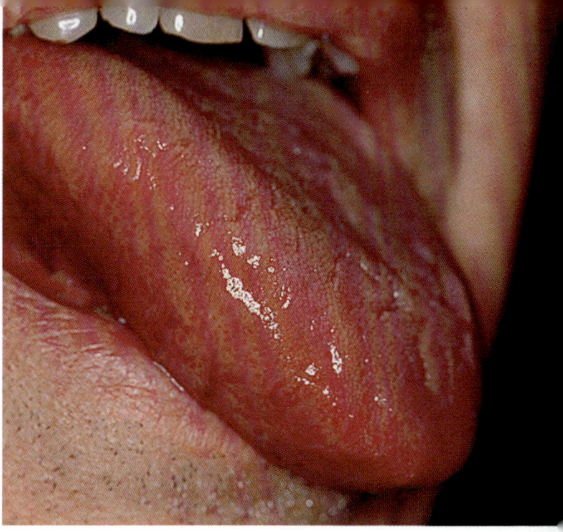

151

Chinesische Phytotherapie (Rezeptur)

Bupleurum chinese, Paeonia lactiflora, Ostrea gigas, Angelica sinensis, Curcuma zedoaria, Ophiopogon japonicus, Uncaria rhynchophylla, Trichosanthes Kirilowii, Glycyrrhiza uralensis.

Chinesische Diätetik

- **Zu meiden**

Heiße Metall- und Feuer-Lebensmittel, Alkohol;
Krebsfleisch, da kontraindiziert bei Wind-Erkrankungen.

- **Zu empfehlen**

Neutrale Holz-Lebensmittel;
Lauch, Stangensellerie, frischer Stangenselleriesaft.

Fall 5 (152) Kopfschmerz

Die ganze Zunge ist mit dickem weißem klebrigem Belag überzogen, vor allem der Zungengrund, der dem Unteren Erwärmer entspricht. Die Patientin klagt über Benommenheit im Kopf mit dumpfen Kopfschmerzen. Außerdem leidet sie an einer chronischen Lumbago, also Schmerzen im unteren Teil des Rückens.
Es handelt sich um eine so genannte stehende Nässe-Schleim-Ansammlung im Unteren Erwärmer.

Therapie

SCHLEIM und NÄSSE umwandeln und ausscheiden
MILZ stärken
NIEREN-*YANG* stärken

Akupunktur-Foramina

- Ma 40
- Mi 9
- Ren Mai 12
- Bl 23 und Bl 20 (zusätzlich Moxa)
- Ma 36
- Ren Mai 6
- Di 11
- Mi 6
- Bl 40
- Du Mai 3

Chinesische Phytotherapie (Rezeptur)

Pinellia ternata, Poria cocos, Atractylodes macrocephala, Glycyrrhiza uralensis.

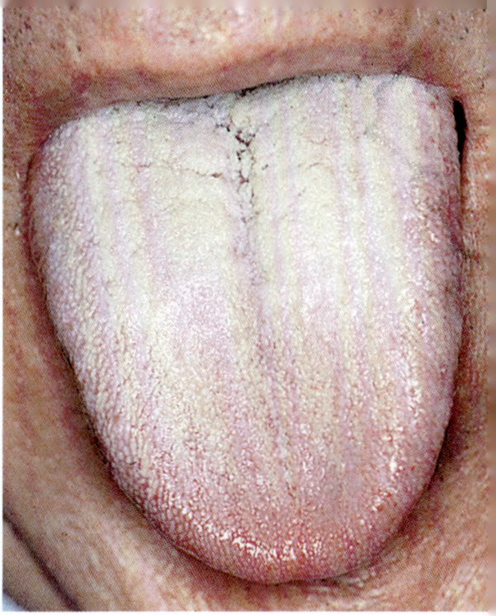

152

Chinesische Diätetik

• Zu meiden

Die Säfte zusammenziehende Holz-Lebensmittel einschränken, z. B. Gewürzgurken, Sauerkraut u. a.
Kalte Lebensmittel insbesondere aus dem Wasser-Element (z. B. Algen).

• Zu empfehlen

Neutrale bis warme Erd-Lebensmittel,
gebratener Lauch mit Walnüssen (Nieren-*Yang*-Stärkung).

Fall 6 (👁 153) Kopfschmerz

Die sehr rote Zunge ist in der Mitte gelb belegt. Die Zungenränder sind geschwollen. Die Zungenspitze ist gerötet und steht etwas hervor.
Der Kopfschmerz wandert von beiden Augen bis zum Hinterkopf. Es besteht ferner eine hochgradige Reizbarkeit des Patienten bis zu Wutanfällen und außerdem klagt er über Schlaflosigkeit.
Es handelt sich um ein starkes Leber-Feuer verbunden mit Herz-Feuer und einer Schleimansammlung in Milz und Magen.

Therapie

LEBER beruhigen
FEUER aus Leber und Herz ausscheiden
WIND ausscheiden
MILZ stärken
SCHLEIM-NÄSSE umwandeln und ausscheiden

Akupunktur-Foramina

- Le 2
- Ren Mai 14
- Di 4
- Bl 20
- Du Mai 14
- Ma 40
- Ren Mai 12
- Di 11
- Bl 18
- Gb 20
- Mi 6
- Ma 25
- Bl 2
- Bl 15

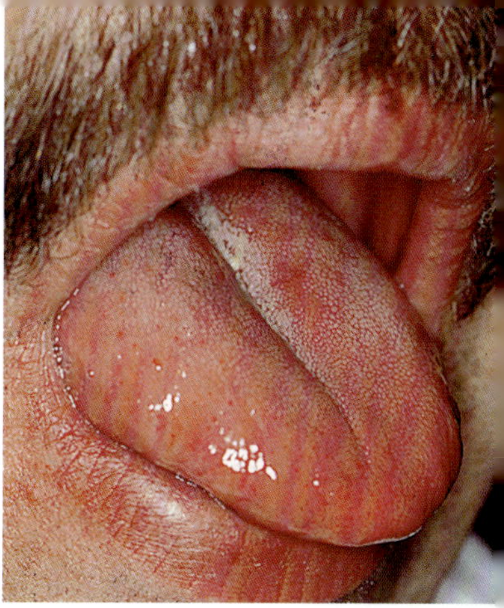

153

Chinesische Phytotherapie (Rezeptur)

Paeonia lactiflora, Bupleurum chinense, Trichosanthes Kirilowii, Pinellia ternata, Glycyrrhiza uralensis.

Chinesische Diätetik

- **Zu meiden**

Thermisch heiße Lebensmittel aus allen 5 Element-Gruppen insbesondere aus der Gruppe der Feuer-Lebensmittel (z. B. Kaffee, Rotwein, Chilli).

- **Zu empfehlen**

Austern (siehe chinesische Phytotherapie), kalte und erfrischende Holz-Lebensmittel, neutrale Erd-Lebensmittel (*Qi*-Lieferanten).

Fall 7 (154) Kopfschmerz

Diese Zunge ist gerötet ohne Belag und hat eine verkrampfte und verengte Spitze. Es besteht ein brennender Kopfschmerz mit Schlafstörung, trockenen Hustenanfällen sowie eine allgemeine Schwäche und Abgeschlagenheit.
Diagnostisch handelt es sich um eine Nieren-*Yin*-Leere mit Herz-*Yin*-Leere und außerdem Lungen-*Yin*-Leere. Man nennt dieses Syndrom auch »Herz und Nieren verbinden sich nicht«.

Therapie

NIEREN-*YIN* stärken
HERZ-*YIN* beruhigen
LUNGEN-*YIN* verbreiten

Akupunktur-Foramina

- Ni 3
- Ren Mai 40
- Bl 15
- Ma 36
- Ren Mai 6
- Bl 13 und Bl 23
- Lu 1
- He 7

Chinesische Phytotherapie (Rezeptur)

Cinnamomum cassia, Ziziphus jujuba, Ophiopogon japonicus, Rhemannia glutinosa, Ephedra sinica, Glycyrrhiza uralensis, Atractylodes macrocephala.

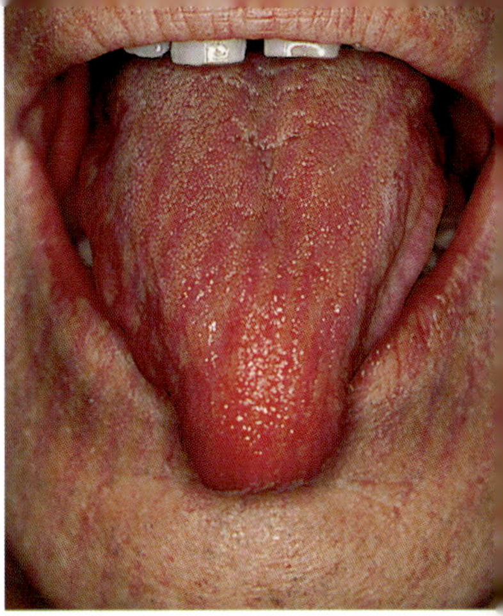

154

Chinesische Diätetik

Zu meiden

Austrocknende Lebensmittel aus dem Feuer-Element (z. B. Kaffee, Rotwein), thermisch warme und heiße Lebensmittel.

Zu empfehlen

Kühlende, leicht salzige oder bittere Lebensmittel, Säfte spendende Lebensmittel aus dem Erd-Element, z. B. Weizen, Hirse, Sesam sowie Milchprodukte, viel trinken.
Erfrischend-neutrale Lebensmittel aus dem Metall-Element, z. B. Radieschen, Rettich, Kohlrabi.

Fall 8 (155) Kopfschmerz

Wir sehen eine total von klebrigem Belag überzogene Zunge mit geröteter Zungenspitze. Der Belag umfasst alle Drei Erwärmer. Die Patientin hat einen dumpfen, quälenden Kopfschmerz mit gleichzeitiger depressiver Verstimmung und morgendlichen Durchfällen gegen fünf Uhr. Sie klagt über Kälteempfindlichkeit, über Herzklopfen und Schlafstörung.
Es handelt sich um eine Schleimblockierung bei Milz- und Nieren-*Yang*-Leere.

Therapie

MILZ-*YANG* wärmen
NIEREN-*YANG* wärmen
SCHLEIM und NÄSSE umwandeln und ausscheiden
HERZ-*SHEN* beruhigen

Akupunktur-Foramina

- Ma 40
- Ma 36
- Ren Mai 12
- Bl 20 und Bl 23 (als Moxa)
- Mi 6
- Ren Mai 6
- He 7
- Mi 4
- Bl 15

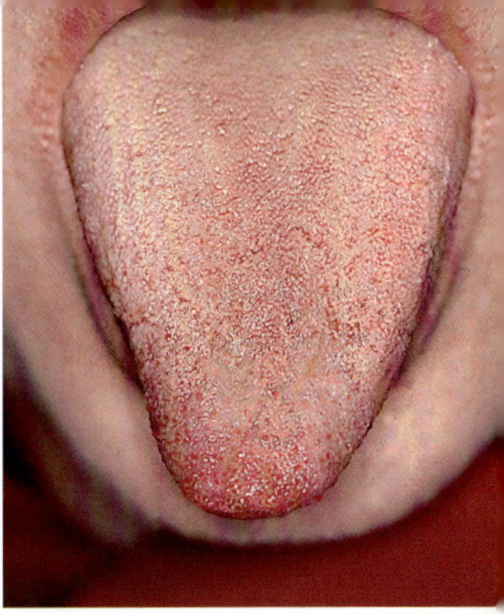

◙ 155

Chinesische Phytotherapie (Rezeptur)

Pinellia ternata, Trichosanthes Kirilowii, Poria cocos, Grifola umbellata, Ziziphus jujuba (rote Dattel), Atractylodes macrocephala.

Chinesische Diätetik

- **Zu meiden**

Thermisch kalte Lebensmittel, Kaffee, schwarzer Tee.

- **Zu empfehlen**

Thermisch warme Lebensmittel aus dem Erd- und Metall-Element (z. B. Fenchel, Kürbis, Lauch Zwiebeln); Sojabohnen (zum Ausscheiden von Nässe und Schleim).

Fall 9 (156) Kopfschmerz

Dies ist eine stark gerötete Zunge. Sie ist gewissermaßen »Feuer-Rot«. Nach der chinesischen Medizin ist tatsächlich Feuer an der Pathogenese beteiligt. In der Mittellinie hat sie eine tiefe Furche, die vom Mittleren bis hinein in den Unteren Erwärmer reicht. Ein dicker weißer Belag bedeckt den Zungengrund. Der Patient klagt über stechende, feurige, brennende Kopfschmerzen bei einem aufsteigenden Leber-Feuer. Er ist sehr reizbar, neigt zu Zornausbrüchen und Wutanfällen.
Es handelt sich um ein Leber-Feuer bei einer Nieren-Leere mit Schleimansammlung im Unteren Erwärmer.

Therapie

Leber beruhigen
Nieren-*Yin* stärken
Feuer auslöschen

Akupunktur-Foramina

- Le 2 im Wechsel mit Le 3
- Ni 3
- Ren Mai 6
- Di 4,
- Di 11
- Ren Mai 12
- Du Mai 14
- Bl 18
- Bl 15
- Bl 23
- Gb 20 (am Hinterkopf, genannt »Teich des Windes«, chinesisch *Feng-Chi*).

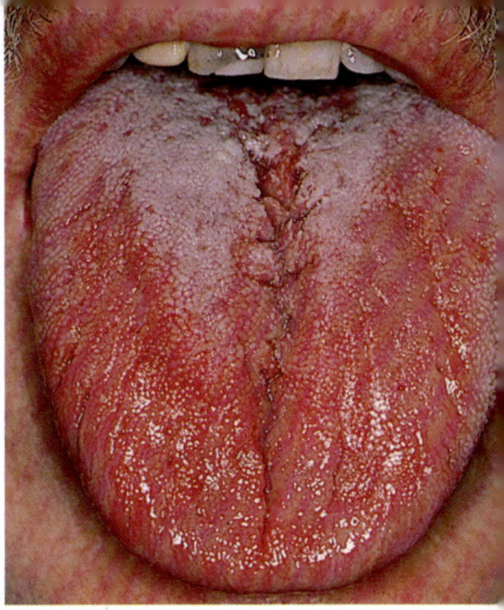

156

Chinesische Phytotherapie (Rezeptur)

Paeonia lactiflora, Bupleurum chinense, Anemarrhena asphodeloides, Rhemannia glutinosa, Uncaria rhychophylla, Ostrea gigas, Pinellia ternata, Glycyrrhiza uralensis.

Chinesische Diätetik

- **Zu meiden**

Warme und heiße Lebensmittel aus dem Feuer-Element, z.B. Kaffee, heißer, hochprozentiger Alkohol, gegrilltes Fleisch.

- **Zu empfehlen**

Austern (siehe Gruppe XI b der chinesischen Heilpflanzen), erfrischende Lebensmittel aus dem Holz-Element, viel Wasser oder grünen Tee trinken.

Fall 10 (157) Kopfschmerz

Etwas verkleinerte Zunge mit dünnem weißem Belag und zahlreichen Längs- und Querfurchen im Bereich des Mittleren Erwärmers sowie mit roten körnigen Papillen an der Zungenspitze. Die Kopfschmerzen treten vor allem nachts auf und sind von Schlafstörungen und von Herzklopfen begleitet.
Hier besteht bei einer Milz-*Qi*-Leere eine Nässe-Ansammlung im ganzen Körper. Eine gleichzeitige Herz-*Qi*-Leere mit beginnendem Herz-Feuer wird durch die rote Zungenspitze angedeutet.

Therapie

Milz-*Qi* stärken
Nässe ausscheiden
Herz beruhigen

Akupunktur-Foramina

- Mi 6
- Ren Mai 6
- Ren Mai 14
- Bl 23
- Bl 15
- Mi 9
- Ren Mai 12
- He 7
- Bl 21
- Ma 36
- Di 11
- Bl 20

Chinesische Phytotherapie (Rezeptur)

Pinellia ternata, Poria cocos, Atractylodes macrocaphala, Grifola umbellata, Cinnamomum cassia, Glycyrrhiza uralensis.

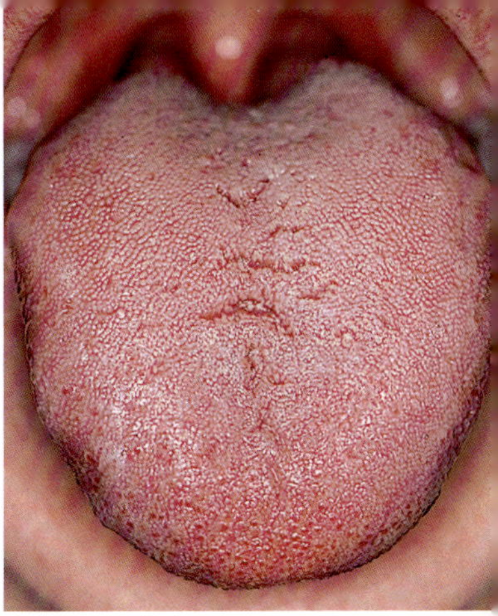

157

Chinesische Diätetik

- **Zu meiden**

Thermisch heiße Lebensmittel aus dem Feuer-Element, (z. B. Kaffee), yangisierende Kochmethoden.

- **Zu empfehlen**

Fructus jujuba (chines. rote Dattel). Kompott, neutrale Lebensmittel aus dem Erd-Element, Kakao, neutrale und erfrischende Feuer-Lebensmittel wie Chicorée, Radicchio-Salat, Löwenzahn.

Fall 11 (158) Kopfschmerz

Diese Zunge ist geschrumpft und verkleinert, der Zungenkörper ist hell. In der Mitte, d.h. im Bereich des Mittleren Erwärmers, sind zahlreiche Risse sichtbar, ein grauer klebriger Belag bedeckt den Zungengrund. Außer an quälenden Kopfschmerzen, die im Winter und bei Kälte schlimmer werden, leidet der Patient an chronischen Kniegelenksbeschwerden und an einer chronisch rezidivierenden Prostatitis. Es bestehen wechselnde Angstzustände.
Wir haben es hier mit einem Kälte-Leere-Syndrom der Niere, d.h. mit einer Leere des Nieren-*Yang* zu tun, wobei eine trübe Nässe-Ansammlung im Unteren Erwärmer besteht.

Therapie

NIEREN-*YANG* stärken
mittels Moxibustion
NÄSSE aus dem
Unteren Erwärmer ausscheiden

Akupunktur-Foramina

- Bl 23 und Bl 51 (auch Moxa)
- Bl 40
- Ni 7
- Ma 36
- He 7
- Du Mai 1
- Ren Mai 6
- Mi 6
- Bl 20
- Bl 15
- Ren Mai 3
- Pe 6

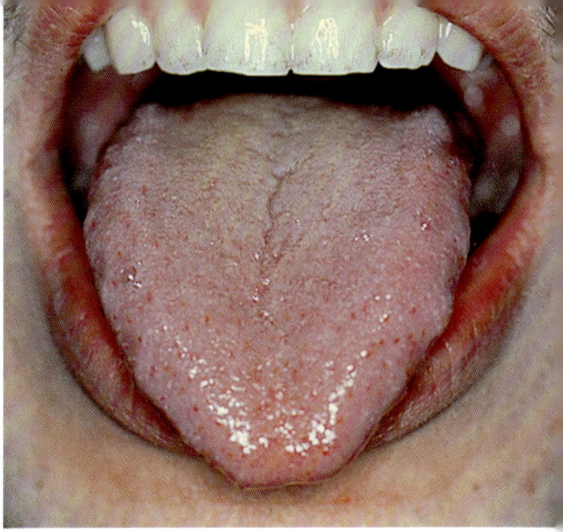

158

Chinesische Phytotherapie (Rezeptur)

Atractylodes macrocephala, Rhemannia glutinosa, Alisma plantago-aquatica, Poria cocos, Panax ginseng, Cervus nippon, Glycyrrhiza uralensis.

Chinesische Diätetik

- **Zu meiden**

Kaffee, thermisch kalte Lebensmittel aus allen Elementen, yinisierende Kochmethoden, Speiseeis, Tiefkühlkost.

- **Zu empfehlen**

Walnüsse als klassische *Yang*-Stärkungsmittel (siehe Gruppe XI b der chinesischen Heilpflanzen), gebratener Lauch mit Walnüssen, Fenchel, Weißkohl, warmer Weintrauben- oder Johannisbeersaft.

Fall 12 (159) Kopfschmerz

Wir sehen eine rote geschwollene Zunge mit multiplen Rissen in der Mitte und puderartigem feinem Belag in der Zungenmitte sowie am Zungengrund. An der Spitze körnige gerötete Papillen.
Hier handelt es sich um ein aufsteigendes *Yin*-Leere-Feuer, das brennende Kopfschmerzen mit Herzklopfen, Nachtschweiß und Schlafstörungen auslöst.

Therapie

Yin stärken
Pathologisches Feuer auslöschen

Akupunktur-Foramina

- Mi 6
- Ma 36
- Bl 14
- Bl 40
- Ni 3
- He 3
- Bl 15
- Gb 20
- Ren Mai 3
- He 7
- Bl 23

Chinesische Phytotherapie (Rezeptur)

Ophiopogon japonica, Angelica sinensis, Asparagus chochinchinensis, Rheum palmatum, Gypsum, Glycyrrhiza uralensis.

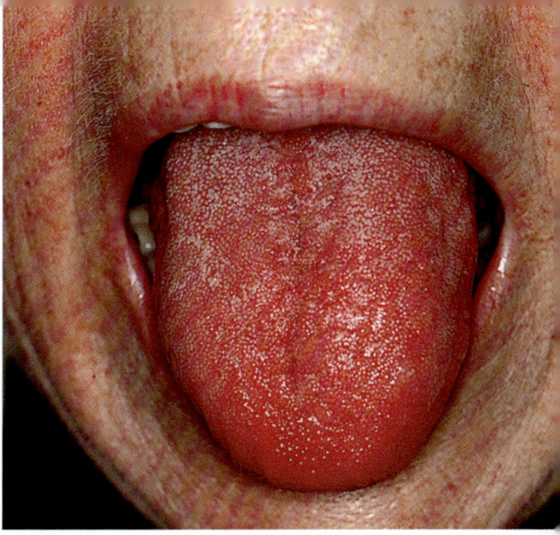

159

Chinesische Diätetik

- **Zu meiden**

Thermisch heiße und warme Lebensmittel aus dem Feuer- und Metall-Element.

- **Zu empfehlen**

Yinisierende Kochmethoden, neutrale und erfrischende Nahrungsmittel, ausreichend Schlaf.

Fall 13 (160) Kopfschmerz

Helle Zunge mit einer tiefen Furche in der Zungenmitte und mit Zahnabdrücken am Rand. Grauer Belag bedeckt den Zungengrund. Die Patientin leidet an einer schweren, jahrzehntelang bestehenden Migräne mit Erbrechen und Schüttelfrost vor den Anfällen. Es besteht ferner ein rezidivierendes LWS-Syndrom mit rechtsseitiger Ischialgie.
Es handelt sich um eine Milz-Magen-Kälte mit Schleim-Nässe-Ansammlung bei Nieren-*Yang*-Leere.

Therapie

MILZ wärmen

***YANG* wärmen**

NIEREN-*YANG* stärken

NÄSSE und SCHLEIM aus dem Unteren Erwärmer umwandeln und ausscheiden

Akupunktur-Foramina

- Mi 6
- Mi 9
- Ni 7
- Ma 36
- Ren Mai 6 (auch Moxa)
- Ren Mai 12 (auch Moxa)
- Bl 15
- Bl 20
- Bl 21
- Bl 23 (auch Moxa)
- ferner Pe 6 und Bl 2.

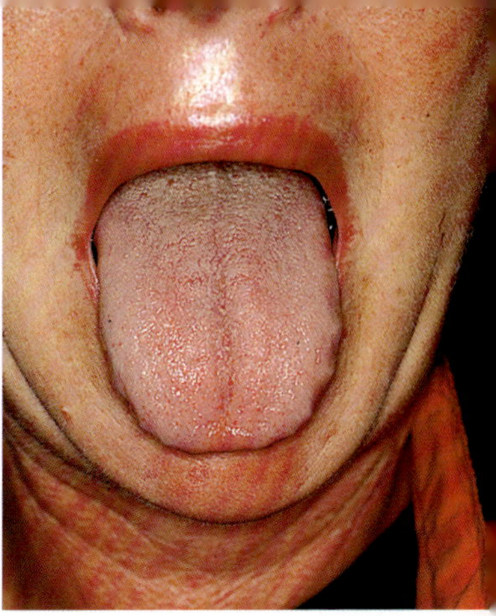

160

Chinesische Phytotherapie (Rezeptur)

Atractylodes macrocephala, Panax ginseng (Radix), Angelica sinensis, Pinellia ternata, Bupleurum chinense, Glycyrrhiza uralensis.

Chinesische Diätetik

- **Zu meiden**

Yinisierende Kochmethoden, thermisch kalte und erfrischende Lebensmittel, Speiseeis.

- **Zu empfehlen**

Stärkung des Nieren-Yang: Gebratener Lauch mit Walnüssen. Warme Erd-Lebensmittel, warme Getreide-Gerichte wie Buchweizen, Sojabohne, Azukibohne. Scharfe und heiße Gemüse/Gewürze wie Knoblauch, Chilli, Paprika, Ingwer, Koriander.

Fall 14 (161) Kopfschmerz

Leicht geschrumpfte Zunge eines jungen Mannes mit angedeuteten Zahnabdrücken bei tiefer Mittelfurche, grauem Belag und rosa Zungenspitze. Am Zungengrund sind feurig gerötete Papillae vallatae als Zeichen innerer Hitze im Unteren Erwärmer sichtbar. Der Patient klagt außer über dumpfen quälenden Kopfschmerz auch über Appetitmangel, Nervosität, Schlaflosigkeit, vorzeitigen Samenerguss und Rückenschmerzen.
Es handelt sich um eine gemeinsame Leere von Milz und Magen, Niere und Herz bei Nässe, Hitze und Schleim im Mittleren und Unteren Erwärmer.

Therapie

Milz stärken

Magen und Nieren stärken

Hitze aus dem Unteren Erwärmer ausscheiden

Herz beruhigen

***Shen* beruhigen**

Akupunktur-Foramina

- Ma 36
- Ren Mai 6
- Ren Mai 14
- Bl 20
- Bl 25
- Mi 6
- Ren Mai 12
- He 7
- Bl 21
- Mi 9
- Bl 15
- Bl 23

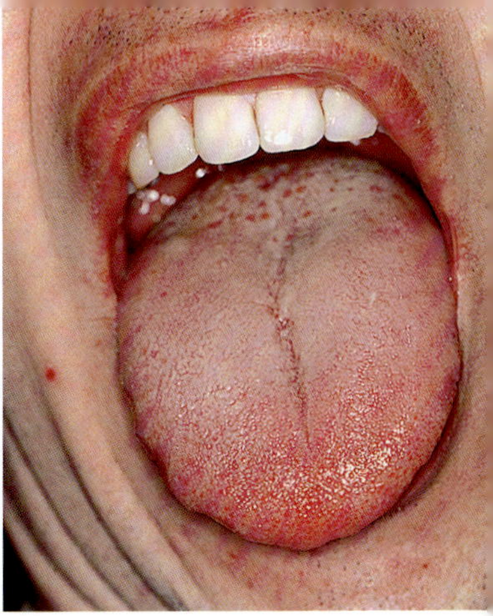

161

Chinesische Phytotherapie (Rezeptur)

Paeonia lactiflora, Atractylodes macrocephala, Ziziphus jujuba, Glycyrrhiza uralensis, Pinellia ternata, Panax ginseng, Trichosanthes Kirilowii.

Chinesische Diätetik

- **Zu meiden**

Heiße und warme Lebensmittel insbesondere aus dem Feuer- und Metall-Element.

- **Zu empfehlen**

Neutrale und erfrischende Erd-Lebensmittel, viel Gemüse, warme Getreidegerichte, Wurzelgemüse, Kürbis.
Nierenstärkung: Stangensellerie.

9 Forschungen zur Zungendiagnostik

In den vergangenen Jahren ist in Ost und West auch unter den Gesichtspunkten der modernen westlichen Medizin die traditionelle chinesische Zungendiagnostik erforscht und gedeutet worden, u. a. wurde dies seit Mitte der 70er Jahre am Deutschen Forschungsinstitut für Chinesische Medizin in Freiburg im Breisgau durchgeführt. Dabei ergaben sich folgende wichtige Anhaltspunkte:

9.1 Das normale Zungenbild

9.1.1 Deutung des normalen Zungenbildes

Im normalen Zustand ist die Zunge von rosa bis rötlicher Farbe. Dies kommt dadurch zustande, dass die Zungenmuskulatur und die Zungenschleimhaut stark mit Blutgefäßen durchzogen sind. Die Zunge ist gewöhnlich von einer dünnen weißen Schicht, dem normalen Zungenbelag bedeckt, der im Wesentlichen der Zungenschleimhaut entspricht. Dieser normale dünne weiße Zungenbelag besteht aus den verhornten Spitzen der Papillae filiformes, der fadenförmigen Papillen, und der Papillae fungiformes, der pilzförmigen Papillen. Hinzu kommen noch Speisereste, Speichel und Bakterien.

9.2 Veränderungen des normalen Zungenbildes

9.2.1 Veränderungen des Zungenkörpers

Jede Veränderung der Farbe des Zungenkörpers steht offensichtlich mit der Durchblutung der Zunge im Zusammenhang. Eine weißliche helle Zunge bedeutet entweder eine Verminderung der zirkulierenden Blutmenge in der Zunge, eine Anämie oder eine ödematöse Anschwellung des Zungenkörpers. Im letzteren Falle verengen sich die Blutgefäße der Zunge, der Blutkreislauf in der Zunge verlangsamt sich, die Durchblutung wird schlechter. In allen solchen Fällen geht die chinesische Medizin von einer *Yang*-Leere, einer *Qi*-Leere oder einer Blut-Leere aus. Demgegenüber zeigt eine dunkelrote Zunge eine Ausdehnung der Blutgefäße mit Ansammlung von Blut im Zungenkörper an. Dies ist für die chinesische Medizin ein Hitze-Fülle-Syndrom oder eine gestaute innere Hitze. Der blau oder grün-violette verfärbte Zungenkörper steht in Verbindung mit venösen Blutstauungen in der Zunge bzw. mit einem allgemeinen Sauerstoffmangel im Organismus. Dabei ist stets auch die V. profunda linguae an der Zungenunterseite dunkel-bläulich verdickt, weshalb Letztere betrachtet werden muss. Die blaue oder grün-violette Zungenfarbe hängt eng zusammen mit einer Vermehrung sauerstoffarmer roter Blutkörperchen in den Zungengefäßen. Wir sprechen hier in der westlichen Medizin von einer Zyanose.

Wenn die Zunge dick, weich und geschwollen ist, kann dies an einer Verminderung der Proteine im Blutplasma liegen. Dadurch sinkt nämlich der kolloidosmotische Druck, also die wasseranziehende Kraft des Blutes. Folglich tritt Flüssigkeit aus den Blutgefäßen in das Zungengewebe ein und es bildet sich auf diese Weise ein Ödem. So entsteht eine vergrößerte Zunge, die an ihren Kanten auf die Zähne drückt, so dass die Zähne an den Zungenrändern Zahnspuren d. h. Zahnabdrücke hinterlassen. Eine Zungenvergrößerung kann auch durch abnorme Entspannung der Zungenmuskulatur auftreten oder es kann eine Verminderung des lymphatischen und des venösen Abflusses, also eine Lymphstauung oder Venenstauung vorliegen, die den Zungenkörper auf diese Weise anschwellen lässt.

Risse in der Zunge entstehen dadurch, dass sich Zungenpapillen, insbesondere die Papillae filiformes und fungiformes, teilen oder eng zu Gruppen zusammenschließen. Auch kann eine Schrumpfung der gesamten Zungenschleimhaut die Ursache dazu sein. Dies entspricht stets einer schweren Veränderung im Organismus z. B. bei innerer Hitze oder bei *Qi*-Leere. Eine körnige Zunge mit vergröberten und verdickten Zungenpapillen, die gelegentlich stark gerötet sein und wie Stacheln emporragen können, entsteht dadurch, dass sich fadenförmige zu pilzförmigen, also fungiformen Papillen umwandeln, wobei zugleich eine Mehrdurchblutung der Schleimhautgefäße der Zunge auftritt, so dass Papillen angeschwollen und stark gerötet sind.

Eine trockene Zunge kommt daher, dass die Speichelabsonderung aus den Speicheldrüsen vermindert ist oder dass der wässrige Anteil des Speichels weniger geworden ist. Dies tritt ein, wenn der Speichel eintrocknet oder dicker wird z. B. im Zustand des Durstes. Einen solchen Zustand findet man bei einer allgemeinen Dehydratation des Organismus oder bei erhöhter Dichte des Blutes, also vermehrtem Hämatokrit. Auch bei Flüssigkeitsverlust durch Schwitzen, z. B. bei hohem Fieber oder nach Blutverlusten nimmt die Menge des Speichels ab und es ergibt sich eine trockene Zungenoberfläche. In der chinesischen Medizin gilt die alte Regel, dass eine trockene Zunge das beste klinische Zeichen für einen Flüssigkeitsmangel ist, da hier als Erstes eine Dehydratation des Organismus bei den verschiedensten Fällen von Wasserverlust erkennbar wird.

Bei Patienten mit *Yin*-Leere ist nach der westlichen Medizin meist der Sympathikotonus erhöht und der Parasympathikotonus erniedrigt. Dabei verengen sich die Blutgefäße des Organismus, Blut dringt so vermehrt in die Zunge ein und lässt diese rot erscheinen.

Der Begriff der *Yin*-Leere ist ein bekannter Terminus der traditionellen chinesischen Medizin. In solchen Fällen kann auch die Speichelausscheidung vermindert sein. Es entsteht auch auf dieser Weise eine trockene Zungenoberfläche, was der westlichen Medizin z. B. bei Fällen körperlicher Überanstrengung, bei Hitzeeinwirkung oder dem Zustand großer psychischer Erregung ebenfalls geläufig ist.

Eine Abweichung der herausgestreckten Zunge nach der gelähmten Seite ist Zeichen einer einseitigen Schädigung des zwölften Gehirnnerven, des Nervus hypoglossus oder seines zentralen Bahnenverlaufs. Dies kommt vor bei Apoplexien, also nach Schlaganfällen, nach Hirnverletzungen oder bei Hirntumoren. Die hier sichtbare Störung der motorischen Zungeninervation beruht auf einer Lähmung des Musculus genioglossus auf der befallenen Seite mit Überwiegen des Muskeltonus des Musculus genioglossus auf der gesunden Seite. Bei der apoplektischen Massenblutung, dem Schlaganfall handelt es sich meist um eine Kapselblutung, eine Blutung in die Capsula interna, in welcher die Pyramidenbahn verläuft. Der Nervus hypoglossus tritt zwischen der Pyramide und der Olive im Bereich der Medulla oblongata aus dem Gehirn aus. Er zieht zwischen Vena jugularis interna und Arteria carotis interna nach vorn und über den Hinterrand des Mundbodens mit seinen Rami lingualis in die Zunge hinein. Er steht dabei in enger Verbindung mit den oberen Spinalnerven der Halswirbelsäule. Unterhalb des Abgangs des Nervus hypoglossus liegt die Kreuzung der Pyramidenbahnfasern, genannt nach den Riesenpyramidenzellen der vorderen Zentralwindung des Gyrus praecentralis, von denen die motorischen Nervenfasern für die willkürlichen Bewegungen der anderen Körperseite ausgeht. Die abweichende Zunge des Apoplexie-Patienten zeigt deshalb zur gelähmten Körperseite, weil der gelähmte Musculus genioglossus vom konterlateralen Nervus hypoglossus enerviert wird, der noch oberhalb der Pyramidenkreuzung die Medulla oblongata verlässt.

9.2.2 Veränderungen des Zungenbelages

Veränderungen des Zungenbelages werden nach Veränderungen der Farbe und der Form unterteilt. Vom Standpunkt der modernen Medizin spielt hier die anatomisch-histologische Vermehrung der fadenförmigen Papillen, vor allem ihrer verhornten Enden, eine Rolle. Ferner kommt einer Veränderung der Feuchtigkeit der Zungenschleimhaut, des Flüssigkeitsgehalts im Munde, also der Sekretion aus den verschiedenen Speicheldrüsen besondere Bedeutung zu.

Ein gelblicher Zungenbelag entsteht durch Vermehrung der Verhornung der Papillae filiformes, der fadenförmigen Papillen. Dabei kann es bis zu leichten Entzündungszuständen der Zungenoberfläche kommen. Aber eine Verfärbung kann auch durch Bakterien bedingt sein.

Ein schwärzlicher Zungenbelag ist mit einer starken Vermehrung der Verhornung der fadenförmigen Papillen verbunden. Diese geben der Zungenoberfläche dann durch ihr massives Auftreten ein braun-schwarzes Aussehen. Die schwarze Verfärbung kann selten einmal auch durch das Wachstum bestimmter Pilzarten zustande kommen. Die Bildung von schwärzlichem Zungenbelag ist nach Ansicht der modernen Medizin von vielerlei Faktoren abhängig z. B.: Hohes Fieber mit Dehydratation, Entzündungen oder chronische Infektionskrankheiten, Funktionsstörungen des Magens und des Darms, gewisse Pilzerkrankungen, unbedachte Antibiotikaverwendung über längere Zeit können hier als Ursache in Frage kommen.

Wenn der Zungenbelag verdickt ist, kann dies auch daher rühren, dass der Patient wenig isst oder nur flüssige bzw. halbflüssige Nahrung zu sich nimmt. Dabei wird nämlich die mechanische Reibung der Speisen auf der Zunge erheblich eingeschränkt. Dicker Zungenbelag entsteht auch durch hohes Fieber mit nachfolgender Dehydratation, wobei sich die Ausscheidung von Speichel durch die Hitze und Trockenheit im Körper vermindert, was ebenfalls die Säuberung der Zunge erschwert.

10 Zusammenfassung und Ausblick

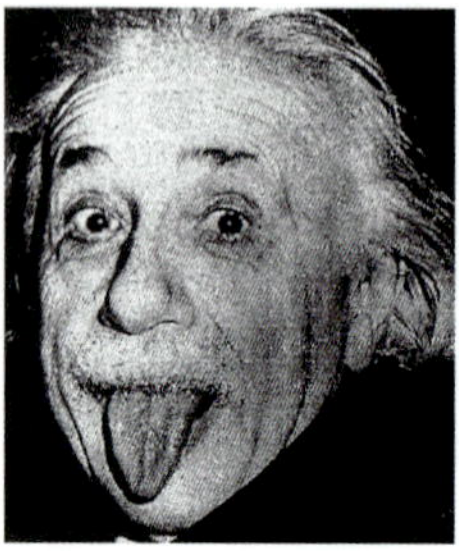

Warum zeigt der Nobelpreisträger Albert Einstein der Welt seine Zunge? Weil die Zunge etwas Ursprüngliches ist, das angesichts intellektueller Spitzfindigkeiten und gegenüber der jeweiligen Mode einen entwaffnenden Charakter hat. Eine solche Reaktion (zumeist emotional und spontan, wie hier ersichtlich) belegt, dass die Demonstration der Zunge auch eine Funktion in der menschlichen Interaktion hat, welche für unseren medizinischen Kontext Aufschlüsse vermittelt. Ob nicht die in unzählige Spezialitäten zerfallene, oft widersprüchliche und in heterogene Einzelüberlegungen verzettelte moderne Schulmedizin gerade durch die Zunge auf eine ihrer ursprünglichen ärztlichen Aufgaben, nämlich das vernünftige Behandeln des individuellen Patienten zurückgeführt werden könnte?

Gemäß chinesischer Zungendiagnostik zeigt sich beim Patienten Einstein eine *Yin*-Leere mit Leere-Feuer, erkennbar an einer dunkelroten Zungenfarbe. Zahlreiche Risse und Furchen lassen den Bereich des Mittleren Erwärmers in der Zungenmitte aufgesprungen erscheinen. Diese Zunge wirkt eng und verkrampft, etwas verspannt und verschmälert, ihre Ränder sind zerklüftet und leicht gewulstet. Einstein könnte an Schlafstörungen infolge einer *Yin*-Leere gelitten haben. Er könnte von Magendrücken und von Verdauungsinsuffizienz infolge einer Schwäche des Mittleren Erwärmers geplagt gewesen sein. Die veränderten gewulsteten Zungenränder deuten überdies auf eine Leberstörung hin, daher wohl auch seine erhöhte Reizbarkeit, die ihn zum Ausstrecken der Zunge gegenüber zudringlichen Journalisten bewogen hat. Die Zunge des jungen Schimpansen daneben zeigt bezeichnenderweise keinerlei krankhafte Veränderungen.

Die passende und gewiss effektive Therapie wäre seinerzeit u. a. die Akupunktur der Foramina: Mi 6, Le 3, Ni 3, Bl 15, Bl 23, Ren Mai 12 und Ma 36 gewesen. Dies hätte dem Physiker eine ganzheitlich fundierte Besserung seiner Beschwerden gebracht.

Nach einer westlichen schulmedizinischen Diagnose lassen sich derartige psycho-sozio-somatischen Beschwerden überhaupt nicht in den Griff bekommen. Sie gelten bei manchen westlichen Medizinern nicht einmal als Krankheiten, weil für sie kein vordergründiges, greifbares körperlich verändertes Substrat erkennbar ist. Die Zungendiagnose belehrt uns indessen eines Besseren. Sie zeigt die **eigentliche medizinische Realität** dieses Falles unmissverständlich an. Unserem Äffchen geht es vermutlich viel besser als dem Nobelpreisträger.

Die wissenschaftlich korrekte und deshalb auch wirksame Therapie mit chinesischer Medizin und Akupunktur mit Rezeptur, Nadelung, Moxibustion usw. richtet sich stets nach der jeweiligen differenzierenden Syndrom-Analyse, chinesisch *Bian-Zheng*, welche sich an der Zunge offenbart, nicht aber nach einer bloß vordergründigen schulmedizinischen Diagnose. Denn Letztere ist viel zu ungenau, wenn es um den individuellen Patienten, also hier den tatsächlich vorliegenden medizinischen Einzelfall des Patienten Einstein geht.

So ist das Betrachten und Analysieren des Zungenbildes geradezu der Königsweg, die *via regia*, zu einer richtigen individuellen Diagnose und zugehörigen Behandlung, nicht nur in der chinesischen Heilkunst sondern in sämtlichen Naturheilverfahren und in allen vernünftigen Medizinrichtungen überhaupt.
Denn nur diese persönliche Diagnose entspricht dem einzelnen Patienten in der Tat *rational*, d.h. vom Grunde her, in Wahrheit, und voll und ganz.

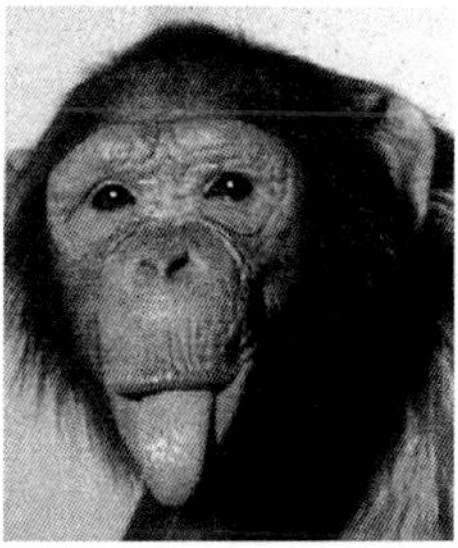

11 Literatur (Auswahl)

Deutsches Forschungsinstitut für Chinesische Medizin, Einführung in die moderne Akupunktur, Seminar-Skripte, 5. Auflage, DFCM Freiburg 1996

H. Feneis, Anatomisches Bildwörterbuch der internationalen Nomenklatur 8. Aufl., Thieme, Stuttgart 1998

F.H. Netter, Deutsche Ausgabe: Farbatlanten der Medizin in 9 Bänden, Thieme, Stuttgart 1990–1997.The Ciba Collection of Medical Illustrations, Volumes 1 bis 7, Ciba Pharmaceutical Company 1959

Huang-Di Nei-Jing Ling-Shu (Des Gelben Kaisers Klassiker der Akupunktur), 2. Auflage, Hochschulverlag, Freiburg 1988

Huang-Di Nei-Jing Ling-Shu, Original-Ausgabe, Wuhan 1852

Shang-Han-Lun, Originalausgabe, Beijing 1892

Jin-Gui Yao-Lüe (Die Rezepturen des Goldenen Schreins), Studienausgabe des Lifu International College of Chinese Medicine, Basel 2000

C. C. Schnorrenberger, Lehrbuch der Chinesischen Medizin für westliche Ärzte, 3. Auflage, Hippokrates, Stuttgart 1985

C. C. Schnorrenberger, Chen-Chiu, Das neue Heilprinzip, Aurum , Freiburg 1975

C. C. Schnorrenberger, Die Zungendiagnose – Zentrum der Chinesischen Medizin. Ein wissenschaftlicher Dokumentarfilm, Edition Gelber Kaiser (GRICMED Publications), Deutsches Forschungsinstitut für chinesische Medizin, Freiburg 1990

C. C. Schnorrenberger, Die topographisch-anatomischen Grundlagen der chinesischen Akupunktur und Ohrakupunktur, 6. Aufl., 6 Wandtafeln mit Begleitbuch, Hippokrates-Verlag Stuttgart, 1993

B. Schnorrenberger, Abnehmen einmal anders: Die 5-Elemente-Diät, TRIAS Verlag – Georg Thieme Verlag, Stuttgart 2000

Sobotta, Atlas der Anatomie des Menschen, hrsg. von R. Putz und R. Pabst, Band 1, 21. Auflage, Urban & Fischer, München 2001

A. Waldeyer/A. Mayet, Anatomie des Menschen Teil 2, 15. Auflage, de Gruyter, Berlin-New York, 1986

J. Wallraff, Leitfaden der Histologie des Menschen, 3. Auflage, Urban & Schwarzenberg, München 1959

12 Bildnachweis

1–4 und 18: DFCM Freiburg, Seminar-Skripte, 5. Auflage, Freiburg 1996.

5–11b sowie 14: B. Tillmann, Farbatlas der Anatomie Zahnmedizin - Humanmedizin. Kopf - Hals - Rumpf. Thieme, Stuttgart 1997.

12: A. Faller, Der Körper des Menschen. 13. Aufl. 1999, mit freundlicher Genehmigung des Georg Thieme Verlages.

13a–e aus: W. Platzer, Taschenatlas der Anatomie. Band 1, Bewegungsapparat. 7. Aufl. 1991. Mit freundlicher Genehmigung des Georg Thieme Verlages, Stuttgart.

11c und 15 aus: A. Waldeyer/A. Mayet, Anatomie des Menschen, Teil 2. 15. Auflage, de Gruyter, Berlin 1986.

16/17 sowie 19–161: C. C. Schnorrenberger, eigene Fotografien; ferner C. C. Schnorrenberger, Die Zungendiagnose - Zentrum der Chinesischen Medizin. Ein wissenschaftlicher Dokumentarfilm, Edition Gelber Kaiser (GRICMED Publications), Deutsches Forschungsinstitut für chinesische Medizin, Freiburg 1990.

Anhang

- Lebensmittelgruppen
- Die 21 klassischen chinesischen Arzneimittelgruppen
- Verzeichnis der chinesischen Heilkräuter, Mineralien, Tierstoffe

Lebensmittelgruppen

Die 5 Lebensmittelgruppen nach der 5-Elemente-Lehre

Jedem der 5 Elemente können bestimmte Nahrungsmittel zugeordnet werden. Hier ist besonders auf den Geschmack und in zweiter Linie auf die Farbe des Lebensmittels zu achten.
Innerhalb einer jeden Lebensmittelgruppe der 5 Elemente gibt es auch eine thermische Unterscheidung. Es gibt kalte, erfrischende, neutrale, warme und heiße Nahrungsmittel.

Die 5 Lebensmittelgruppen und ihre thermischen Eigenschaften

Holz-Lebensmittel

Warme Holzlebensmittel

Getreide:
Grünkern

Fleisch:
Huhn
Putenfleisch

Kräuter:
Essig, Petersilie

Erfrischende Holzlebensmittel

Getreide:
Dinkel, Weizen
Gemüse:
Sauerkraut
Sprossen
Essiggurken
Früchte:
saurer Apfel
Beeren
Orange
Kirsche
Weintrauben
Fleisch:
Ente
Milchprodukte:
Dickmilch
Buttermilch
Mozzarella-Käse
Kefir
Quark

Getränke:
Fruchtsaft
Hagebuttentee, Früchtetee
Melissentee
Weißwein
Champagner
Weizenbier

Kalte Holzlebensmittel

Gemüse:
Sauerampfer
Tomate

Obst:
Ananas
Kiwi
Rhabarber
Zitrone

Milchprodukte:
Joghurt

Feuer-Nahrungsmittel

Heiße Feuer-Nahrungsmittel

Fleisch:
Hammel, Lamm
Schaf, Ziege
alle Sorten von Grillfleisch

Getränke:
Glühwein, Cognac,
Grog
Bitter-Liköre

Warme Feuer-Nahrungsmittel

Getreide:
Buchweizen

Milchprodukte:
Schafskäse
Ziegenmilch
Ziegenkäse

Gewürze:
Beifuß,
Mohn,
Rosenpaprika
Oregano,
Rosmarin,
Thymian

Getränke:
Bohnenkaffe
Kakao
Getreidekaffee
Rotwein

Neutrale Feuer-Nahrungsmittel

Gemüse/Salat:
Feldsalat
Rosenkohl
Ruccola-Salat

Erfrischende Feuer-Nahrungsmittel

Getreide:
Roggen

Gemüse:
Artischocke
Chicorée
Eisbergsalat
Endivien
Löwenzahn
Kopfsalat
Oliven
Rote Beete
Radicchio

Kalte Feuer-Nahrungsmittel

Getränke:
Grüner Tee
Schwarzer Tee
Schafgarbentee
Löwenzahntee
Bier/Pils
Wermut

Erd-Nahrungsmittel

Heiße Erd-Nahrungsmittel

Kräuter:
Fenchelsamen
Zimt
Getränke:
Fencheltee

Warme Erd-Nahrungsmittel

Getreide:
Reis
Gemüse:
Fenchel
Kastanie
Kürbis
Süßkartoffel
Früchte:
Aprikose
Pfirsich
Süßkirsche
Rosinen
Nüsse/Gewürze:
Pinienkerne
Pistazien
Walnuss
Vanille
Getränke:
Honigwein
Likör
Likörwein

Neutrale Erd-Nahrungsmittel

Getreide:
Hirse, Mais
Gemüse:
Kohl
Bohne
Erbse
Möhre
Kartoffel
Rüben
Früchte:
Dattel
Feige
Pflaume
Traube
Fleisch:
Kalb, Rind, Schwein
Milchprodukte:
Ei, Butter, Sahne
Kuhmilch, -käse
Nüsse/Samen:
Erdnuss
Haselnuss
Kokos
Mandel
Sesam
Getränke:
Malzbier
Süßholztee
Traubensaft
Süßungsmittel:
Honig
Malz
Marzipan
Rohrzucker

Erfrischende Erd-Nahrungsmittel

Getreide:
Gerste
Hefebrot
Gemüse:
Auberginen
Austernpilz
Avocado
Blumenkohl
Broccoli
Champignon
Chinakohl
Gurke
Mangold
Paprika
Schwarzwurzel
Sellerie
Spargel
Spinat
Zucchini
Früchte:
süßer Apfel
Birne
Honigmelone
Papaya
Kräuter/Gewürz:
Estragon
Nüsse:
Cashewnuss
Sonnenblumenkerne
Sojaprodukte:
Tofu
Sojamilch
Sojaquark
Speiseöle:
Olivenöl
Sesamöl
Sojaöl
Sonnenblumenöl
Weizenkeimöl
Getränke:
Apfelsaft
Gemüsesaft
Kalte Erd-Nahrungsmittel:
Gemüse:
Gurken
Früchte:
Banane
Mango
Wassermelone

Metall-Nahrungsmittel

Heiße Metall-Nahrungsmittel

Kräuter/Gewürze:
Cayennepfeffer
Chili
Curry
Muskat
Nelke
Pfeffer
Piment
Sternanis
Tabasco
Getränke:
Korn
Whisky
Wodka
Yogitee

Warme Metall-Nahrungsmittel:

Getreide:
Hafer
Gemüse:
Frühlingszwiebel
Lauch
Meerrettich
Zwiebel
Fleisch:
Fasan
Hirsch
Reh
Wildschwein
Milchprodukte:
Harzer Käse
Münster-Käse
Schimmelkäse
Kräuter/Gewürz:
Basilikum
Cumin
Dill
Ingwer
Kardamom
Knoblauch

Koriander
Kümmel
Liebstöckel
Lorbeer

Majoran
Schnittlauch
Senf
Getränk:

Reiswein
Sherry

Erfrischende Metall-Nahrungsmittel

Gemüse:
Kohlrabi
Radieschen
Rettich

Fleisch:
Gans
Pute
Truthahn

Kräuter/Gewürz:
Kresse
Getränk:
Pfefferminztee

Wasser-Nahrungsmittel

Warme Wasser-Nahrungsmittel

Fisch:
Aal, Barsch
Forelle
Garnele

Hummer
Kabeljau
Lachs, Scholle
Languste

Miesmuschel
Shrimps
Sardelle
Thunfisch

Neutrale Wasser-Nahrungsmittel

Hülsenfrüchte:
Azukibohne

Erbse
Linse

Rote Sojabohne
Saubohne

Erfrischende Wasser-Nahrungsmittel

Hülsenfrüchte:
gelbe und schwarze Sojabohne
Kichererbse
Getreide:
Wildreis
Kalte Wasser-Nahrungsmittel:

Hülsenfrüchte:
Mungobohne
diverse Algen-Sorten
Fisch:
Austern
Kaviar

Kräuter/Gewürz:
Salz
Sojasauce
Getränke:
Mineralwasser

Begriffserklärungen

- Das *Yin* fördernde Kochmethoden
  Blanchieren, Kochen mit erfrischenden Zutaten wie Südfrüchte oder Algen, Gefrieren, Kochen mit viel Wasser.
- Das *Yang* fördernde Kochmethoden
  Grillen, Backen, Räuchern, Anbraten, Lange Kochzeit, Würzen mit warmen oder heißen Gewürzen wie z. B. Chilli, Paprika, Nelke, Ingwer und Zimt.

Klassische chinesische Arzneimittel-Gruppen

1. Die 21 Gruppen

Gruppe I	Mittel zur Auflockerung der Oberfläche (Jie-Biao-Yao)
Gruppe Ia	Scharfe, wärmende und die Oberfläche auflockernde Mittel (Xing-Wen, Jie-Biao-Yao)
Gruppe Ib	Scharfe, kühlende und die Oberfläche auflockernde Mittel (Xiu-Liang, Jie-Biao-Yao)
Gruppe II	Mittel zum Hitze kühlen (Qing-Re-Yao)
Gruppe IIa	Die Hitze kühlende und das Feuer abführende Mittel (Qing-Re-Xie-Huo-Yao)
Gruppe IIb	Die Hitze vertreibende und das Blut kühlende Mittel (Qing-Re-Liang-Xue-Yao)
Gruppe IIc	Die Hitze kühlende und Feuchtigkeit trocknende Mittel (Qing-Re-Zao-Shi-Yao)
Gruppe IId	Die Hitze kühlende und Gift ausscheidende Mittel (Qing-Re-Jie-Du-Yao)
Gruppe IIe	Die Hitze kühlende und die Augen klärende Mittel (Qing-Re-Ming-Mu-Yao)
Gruppe IIf	Die Leere-Hitze senkende Mittel (Tui-Xu-Re-Yao)
Gruppe III	Schleimlösende und hustenstillende Mittel, die Atemnot beruhigende Mittel (Hua-Tan Zhi-Ke Ping-Chuan-Yao)
Gruppe IIIa	Warme und trockene Mittel zur Lösung des durch Kälte verursachten Schleims (Wen-Hua Han-Tan-Yao)
Gruppe IIIb	Kalte und kühlende Mittel zur Lösung des durch Hitze verursachten Schleims (Qing-Re Hua-Tan-Yao)
Gruppe IIIc	Mittel zum Stillen des Hustens und zur Beruhigung der Atemnot (Zhi-Ke Ping-Chuan-Yao)
Gruppe IV	Aromatische Mittel zur Beseitigung von Nässe (Fang-Xiang Hua-Shi-Yao)

Gruppe V	Verdauungsfördernde Mittel (Xiao-Qi-Yao)
Gruppe VI	Mittel zur Regulierung des Qi (Xing-Qi-Yao)
Gruppe VII	Abführmittel (Xie-Xia-Yao)
Gruppe VIIa	Starke Abführmittel (Gong-Xia-Yao)
Gruppe VIIb	Milde Abführmittel (Run-Xia-Yao)
Gruppe VIIc	Radikale Abführmittel (Run-Xia Zhu-Shu-Yao)
Gruppe VIII	Darmparasiten beseitigende Mittel (Qu-Chong-Yao)
Gruppe IX	Erfrischend wirkende Mittel zur Beseitigung von Stauungen im Herzen und in dessen Umgebung (Fang-Xiang Kai-Qiao Yao)
Gruppe X	Mittel zum Wärmen der Inneren Organe (Wen-Li-Yao)
Gruppe XI	Mittel zur Beruhigung der Leber und zum Auslöschen des Leberwindes (Ping-Gan-Xi-Feng-Yao)
Gruppe XIa	Mittel zum Auslöschen von Wind und Stillen von Krämpfen (Xing-Feng-Zhi-Jing-Yao)
Gruppe XIb	Mittel zum Beruhigen der Leber und zum Verbergen des Yang (Ping-Gan-Qian-Yang-Yao)
Gruppe XII	Nervenberuhigende Mittel (An-Shen-Yao)
Gruppe XIII	Mittel zum Vertreiben von Wasseransammlungen und Nässe (Zhu-Shui Shen-Shi-Yao)
Gruppe XIIIa	Mittel zum Ausschwemmen von Wasser, Beseitigung von Ödemen und zur Durchleitung bei Beschwerden der Harnwege (Li-Shui Tui-Zhong Tong-Lin-Yao)
Gruppe XIIIb	Mittel zum Ausschwemmen von Nässe und zur Behandlung von Gelbsucht (Li-Shi Tui-Huang-Yao)
Gruppe XIV	Mittel zum Vertreiben von Wind und Nässe (»Antirheumatica«) (Qu-Feng-Shi-Yao)
Gruppe XV	Blutstillende Mittel (Zhi-Xue-Yao)
Gruppe XVI	Mittel zur Blutbelebung und zur Beseitigung von Stauungen (Huo-Xue Qu-Yu-Yao)
Gruppe XVII	Krebsheilende Mittel (Zhi-Ai-Yao)
Gruppe XVIII	Schmerzstillende Mittel (Zhi-Tong-Yao)
Gruppe XIX	Stärkungsmittel (Bu-Yi-Yao)
Gruppe XIXa	Das Qi stärkende Mittel (Bu-Qi-Yao)

Gruppe XIXb	Das Yang stärkende Mittel (Bu-Yang-Yao)
Gruppe XIXc	Das Blut stärkende Mittel (Bi-Xue-Yao)
Gruppe XIXd	Das Yin stärkende Mittel (Bu-Yin-Yao)
Gruppe XX	Flüssigkeit aufnehmende (adstringierende) und anormale Ausscheidungen hemmende Mittel (Shou-Se-Yao)
Gruppe XXI	Äußerlich zu verwendende Mittel (Wai-Yong-Yao)

Verzeichnis der chinesischen Heilkräuter, Mineralien, Tierstoffe

Die vorstehenden 21 Gruppen ordnen nicht nur die Medikamente, sie spiegeln vielmehr die gesamte Theorie der chinesischen Medizin wieder. Jeder Akupunkteur und jeder chinesische Arzt muss sie deshalb genau kennen. Es ist ein fundamentaler Irrtum westlicher Akupunktur-Vereinigungen, dass nur die Nadeltherapie *(Zhen-Jiu)* chinesische Medizin ausmache. Stets gehörten Kräuter und Nadeln zur Behandlung Kranker zusammen. Das wird im vorliegenden *Taschenatlas* anhand der Zungenfotos, deren Zuordnung zu den Akupunktur-Foramina und chinesischen Heilkräutern deutlich gemacht. Auch diätetische Vorgaben und die Kenntnis der einzelnen Nahrungsmittelgruppen gemäß der 5-Elemente-Lehre gehören *essentiell* zu einer umfassenden Behandlung mit chinesischer Medizin.

Die in dem *Taschenatlas* enthaltenen Kräuter-Rezepturvorschläge wurden in Anlehnung an die beiden bedeutensten historischen Rezepturwerke Chinas von den Verfassern zusammengestellt: dem *»Shang-Han-Lun«* und den Rezepturen des »Goldenen Schreines«, beide verfasst von *Zhang Zhong-Jing* (142–220 n. Chr.), einem universal geschulten Kliniker, Arzt und Lehrer der späteren Han-Dynastie (25–221 n. Chr.).

Zhang ist der eigentliche Schöpfer der differenzierenden chinesischen Syndrom-Diagnostik *(Bian-Zheng)*, auf der heute die gesamte Therapie der chinesischen Heilkunde einschließlich der modernen Akupunktur beruht, und die die innere Einheit dieser universellen Therapie begründet.

2. Alphabetisches Verzeichnis der chinesischen Heilpflanzen mit Zuordnung zu den 21 Gruppen

A

Acacia catechu (Hua-Er-Cha)	→ Gruppe XXI
Acalypha australis (Tie-Xian)	→ Gruppe IId
Acanthopanax gracilistylus (Wu-Jia-Pi)	→ Gruppe XIV
Achyranthes bidentata	→ Gruppe XVI
Aconitum brachypodum (Xue-Shang-Yi-Zhi-Hao)	→ Gruppe XVIII
Aconitum carmichaeli (Chuan-Wu)	→ Gruppe XVIII
Aconitum carmichaeli (Fu-Zi)	→ Gruppe X
Acorus gramineus (Shi-Chang-Pu)	→ Gruppe IX
Acorus gramineus/A. calamus (Shi-Cang-Pu)	→ Gruppe IV
Acronychia pedunculata (Jiang-Zhen-Xian)	→ Gruppe XV
Actinidia arguta (Teng-Li-Gen)	→ Gruppe XVII
Adenophora tetraphylla (Sha-Shen)	→ Gruppe XIXd
Agastache Rugosa (Huo-Xian)	→ Gruppe IV
Agrimonia pilosa (He-Cao-Ya)	→ Gruppe VIII
Agrimonia pilosa (Xien-He-Cao)	→ Gruppe XV
Akebia trifoliata (Mu-Tong)	→ Gruppe XIIIa
Alangium chinense (Ba-Jiao-Feng)	→ Gruppe XVIII
Alaun (Ming-Fan)	→ Gruppe XXI
Albizzia julibrissin (He-Huan)	→ Gruppe XII
Alisma plantago-aquatica (Ze-Xie)	→ Gruppe XIIIa
Allium fistulosum L. (Cong-Bai)	→ Gruppe Ia
Allium macrostemon (Xie-Bai)	→ Gruppe VI
Allium sativum (Da-Suan)	→ Gruppe XXI
Alpinia katsumadai Hay (Cao-Dou-Kou)	→ Gruppe IV
Alpinia officiniarum (Gao-Liang-Jiang)	→ Gruppe X
Alpinia oxyphylla (Yi-Zhi-Ren)	→ Gruppe XX
Aluminiumsilikat (Chi-Shi-Zhi)	→ Gruppe XX
Amber/Bernstein (Hu-Po)	→ Gruppe XII
Amomum cardamomum (Bai-Dou-Kou)	→ Gruppe IV
Amomum tsao-ko C (Cao-Guo)	→ Gruppe IV
Amomum villosum (Sha-Ren)	→ Gruppe IV
Andrographi paniculata (Chuan-Xin-Lian)	→ Gruppe IId
Anemarrhena asphodeloides (Zhi-Mu)	→ Gruppe IIa

B

Brucea javanica (Ya-Dan-Zi) → Gruppe IId
Buddleia officinalis (Mi-Meng-Hua) → Gruppe IIe
Bufo bufo (Chan-Su) → Gruppe XXI
Bungarus multicinctus (Bai-Hua-She) → Gruppe XIV
Bupleurum chinense (Chai-Hu) → Gruppe Ib
Buthus martensi (Quan-Xie) → Gruppe XIa

C

Caesalpinia sappan (Su-Mu) → Gruppe XVI
Calcaria, CaO (Shi-Hui) → Gruppe XXI
Calculus Bovis (Niu-Huang) → Gruppe XIa
Callicarpa macrophylla (Zi-Zhu) → Gruppe XV
Camptotheca acuminata (Xi-Shu) → Gruppe XVII
Cannabis sativa (Huo-Ma-Ren) → Gruppe VIIb
Capsella bursa-pastoris (Ji-Cai) → Gruppe XV
Carpesium abrotanoides (He-Shi) → Gruppe VIII
Carthamus tinctorius (Hong-Hua) → Gruppe XVI
Cassia angustifolia (Fan-Xie-Ye) → Gruppe VIIa
Cassia obtusifolia (Jue-Min-Shi) → Gruppe IIe
Catharanthus roseus (Chang-Chun-Hua) → Gruppe XVII
Celosia argenta (Qing-Xiang-Zhi) → Gruppe IIe
Centella asiatica (Yi-Xue-Cao) → Gruppe XIIIb
Centipeda minima (Shi-Hu-Sui) → Gruppe Ia
Cephalanoplos segetum (Xiao-Ji) → Gruppe XV
Cervus nippon (Lu-Rong → Gruppe XIXb
Chaenomeles lagenaria (Mu-Gua) → Gruppe XIV
Chelidonium majus (Bai-Qu-Cai) → Gruppe IIIc
Chlorite schist. (Meng-Shi) → Gruppe IIIb
Chrysanthemum indicum (Ye-Ju) → Gruppe IId
Chrysanthemum morifolium (Ju-Hua) → Gruppe Ib
Cibotium barometz (Gou-Ji) → Gruppe XIV
Cimifuga heracleifolia (Sheng-Ma) → Gruppe Ib
Cinnaber/Zinnober (Zhu-Sha) → Gruppe XII
Cinnamomum camphora (Chang-Nao) → Gruppe IX
Cinnamomum cassia (Gui-Pi, Rou-Gui) → Gruppe X
Cinnamomum cassia Presl.(Gui-Zhi) → Gruppe Ia
Cirsium japonicum (Da-Ji) → Gruppe XV
Cistanche salsa (Rou-Cong-Rong) → Gruppe XIXb
Citrus aurantium (Zi-Shi) → Gruppe VI
Citrus medica, Citrus wilsonii (Xiang-Yuan) → Gruppe VI

D

M

Sach- und Namenregister

E

F

G

H

I

J

K

L

Zahnabdrücke 32
55, 106